ASAHI SENSHO
朝日選書 948

発達障害とはなにか
誤解をとく

古荘純一

朝日新聞出版

発達障害とはなにか／目次

図版・フジ企画

発達障害とはなにか

誤解をとく

古荘純一

はじめに

スーザン・ボイル、トム・クルーズ、スティーヴン・スピルバーグ、黒柳徹子……。自身が発達障害（の一タイプ）であると公言した有名人は多い。スーザン・ボイルさんの歌声を聴いて、思わず感動された方も多いだろう。イギリスのオーディション番組に登場した彼女には、その風貌や審査員とのやりとりを見ていた観客席から失笑もあがったが、ミュージカル「レ・ミゼラブル」の挿入歌「夢やぶれて（I Dreamed a Dream）」を歌いはじめたところ、あまりの美声に審査員は驚嘆し、観客もその後総立ちになり、割れるような喝采がおくられ、この番組の模様がユーチューブなどの動画配信サイトに転載されると、ただちに世界中にその情報が広がり、日本のメディアにも報じられた。彼女は一躍時の人になったが、後日、自分自身を「アスペルガー症候群」だと診断されたと述べたことも話題になった。彼女の生い立ちには、友だちだけでなく教師からもいじめを受けていた、学習障害と言われていた、就労や対人交流はほとんどなくずっと両親と同居していた、などの情報があり、ユーチューブで再生された動画とこのようなエピソードを見て、「アスペルガー症候群」とはこのようなタイプの人かという世間一般の認識が広まったようだ。

スーザン・ボイルさんは、ほとんど人との関わりを持たない、いわゆる「自閉的」な生活をしていた。一方で、オーディションに自ら参加したこと、審査員の質問にぎこちないながらもジョークを交えて即興で受け答えをしたこと、その後多くの出演依頼を受けて混乱することなく活動していたことなど、積極的に対人交流ができる側面も持ち合わせていた。彼女自身について筆者は、メディアを通じての情報しか知らないが、少なくとも彼女を典型的なアスペルガー症候群とすると、多くの誤解が生じるのではないかと危惧している。

「発達障害」とは、アスペルガー症候群だけでなく、広汎性発達障害、ADHD（注意欠陥多動性障害）、学習障害、などを包括する言葉であり、診断名（医学で使用する病名）である。その言葉が広く普及するにつれて、多くの人が自分の周囲にも、発達障害の人がいるのではないかと考えるようになった。誰でも知っている有名人が、たとえ公言していなくても、その人の特徴がさながら発達障害の典型であるといった情報は、ネットなどを通じて一気に広まっている。

筆者には、発達障害への「興味・関心」が社会で深まっているのに、「理解」が深まらないばかりか「誤解」も生じているように思えてならない。書店の、教育、心理、医学、保育、福祉など、多くのコーナーに数えきれないほどたくさんの発達障害関連の書籍が並んでいる。ほとんどの書籍は、発達障害に関しての知見や自分自身の体験をできるだけ多く、詳しく、たくさんの人に伝えたいと書かれている。それにもかかわらず、どうして理解が深まらないのだろうか？

筆者は本書で、できるだけわかりやすく、発達障害について書きたいと考えた。多くの著者がそのような意気込みで本を書いているのに理解が深まらないのはなぜか。その理由の一つとして、専門書を読むよりは、より身近なテレビやネット情報の方が、はるかにインパクトがあり、強い印象として残ってしまうことがある。もう一つの理由は、発達障害の持つ多様性である。同じ診断名の人だからといって、同じように理解し対応することには無理がある。例えば、知能指数や合併症、そしてその人の育った環境の違いで、抱える症状や困難さがまったく異なる。知能が高ければ症状も軽いと思われがちだが、周囲に理解されにくいことでむしろ不適応が強くなることも多い。「個々の要因や症状に合った支援ニーズ」という一般論とは裏腹に、「彼はＡＤＨＤだから多動である」「彼女はアスペルガーだから空気が読めない」などとグルーピングされ、ネットで広まった知識の範囲の中で「発達障害」の語が独り歩きしながら、関心を持たれ続けているのではないだろうか？

＊

本書では、まず発達障害者支援法にある広汎性発達障害、ＡＤＨＤ、学習障害について、第1章で、筆者が関わってきた発達障害当事者について概説し、具体的事例から出発することとした。そして第2章と第3章で誤解の具体的な議論に入った後で、第4章と第5章で発達障害について解説を加える。第6章では誤解が生じ、理解や支援が深まらない歴史的、社会的な背景について述べ、最後に補章で混乱の見られるさまざまな用語を交通整理する、という構成をとっている。多くの事例をできるだけ詳しく載せて、具体的なイメージを持ちながら通読できるようつとめた。

ＤＳＭについて

この本全般にわたって「ＤＳＭ」という用語が多く出てくるので、はじめにＤＳＭについて説明しておこう。ＤＳＭとは、Diagnostic and Statistical Manual of Mental Disorders の略語で、アメリカ精神医学会（ＡＰＡ）によって出版された書籍である。多くの言語に翻訳され、診断用だけでなく一般の書籍としても世界中で出版され、日本では『精神疾患の診断・統計マニュアル』のタイトルで翻訳され出版されている。現在使用されているのは、その四回目の大きな改訂版であるＤＳＭ-５で、アメリカ精神医学会の登録商標である。

この書籍は、入手可能な精神医学の診断基準として、英語圏だけでなく、欧州や日本などでも注目された。精神医学以外の医療分野、さらには看護、心理、福祉、リハビリ、教育など関連領域の人びとの関心を集めることとなり、広く普及している。第5版が発行された当初は、日本で輸入すると2万円程度と高価であるにもかかわらず、アマゾンジャパン社の洋書の輸入ランキングでトップ10入りしていた。日本語の翻訳の出版権は医学書院が取得しており、翻訳書が出たときは大手書店では何冊も書棚に並んでいた。また、ＤＳＭの解説本も数多く刊行されている。

初版にあたるＤＳＭ-Ⅰは、１９５２年に統計調査を目的に作成された。ローマ数字は、改訂のつど更新することとし、第2版（ＤＳＭ-Ⅱ）は、１９６８年に公表された。しかしながら、単に統計調査にもとづく診断名だけでは、精神医学研究の発展や社会のニーズに応えることができないため、1980年のDSM第3版（DSM-Ⅲ）で、大幅な改編がなされた。

その特徴は「操作的診断基準」の導入である。操作的診断とは、病気に特徴的な複数の症状、例えばうつ病なら、気分の落ち込み、不眠、食欲低下、倦怠感などの中で、何項目が該当するかにもとづいて診断を決定するのである。原因や検査法がほとんど解明されていない精神疾患の場合、臨床症状に依存して診断せざるをえないため、「何項目中いくつ以上を満たす」といった基準を設けることによって、診断の信頼性を高めようとしたのである。抽象的な概念にもとづく診断から、具体的な症状にもとづく診断への大規模な変更がなされた。その結果、専門家だけでなく、世界中から広く注目されることになった。

1994年のDSM-Ⅳは、多くの研究者が診断基準作成に参加して分類体系が整理された。DSMの第5版は、アメリカ精神医学会が公式ウェブサイトに、見直しと議論のために、一部分を定期的に掲載して多くの意見を聴取しながら作成され、2013年に公表された。広く診断が修正され、改訂番号を明確にするため版名のローマ数字はアラビア数字に変更された。日本からも診断基準の作成に研究者が参加しただけでなく、診断名の翻訳には、はじめて日本精神神経学会が学会として関与することとなった。

第1章　発達障害の子どもと青年

この本では、発達障害者支援法に定義されている、発達障害の三つのタイプについて主に述べているが、使用する用語もそれにもとづき、「広汎性発達障害」「ＡＤＨＤ」「学習障害」を原則とする。支援法での用語である「注意欠陥多動性障害」をあえて「ＡＤＨＤ」という呼称にするのは、英語の Attention-Deficit/Hyperactivity Disorder の略語である「ＡＤＨＤ」が日本でもかなり普及している一方で、ＡＤＨＤにはさまざまな訳語があるためである。

発達障害者支援法については、補章に記しているので適宜ご覧いただきたい。後述するように医療や教育など分野によってそれぞれの発達障害の呼称が違い、また今後用語も変わっていく可能性がある。なお、支援法における定義四番目の、「その他これに類する脳機能の障害」に関してはあいまいであるため、本書では、第5章を「発達障害周辺の障害や疾患」として解説する。

この章では、発達障害の子どもと青年の事例を紹介する。「発達障害の人」とひと口に言っても、個性も家族背景も人間関係もさまざまである。診察室や学校といった一場面に限定せず、日常生活と当人の発達も描いた。そのためにそれぞれの事例も長めの記述になっている。これにより、状況によって変化する症状、そしてそれを抱えながら当事者がどのように生きているかを理解していただきたい。

ここではまず五つの事例を示す。できるだけ本書で述べる内容の手助けになり、また発達障害についてのおおまかなイメージが持てるように、発達障害者支援法の三つのタイプを示した。それぞれの人びとの発達経過の中で、診断の誤解、見逃し、あいまいさについてもふれていく。

五つの事例を、「発達障害」という言葉や概念ではなく、その人物像を受けとめながらお読みいただきたい。また、各事例の最後には、まとめと簡単なコメントを記したので、人物のイメージをもう一度確認し、次の章へと進んでいただきたい。

事例1　母親がネット情報のみで発達障害と判断（ムツキの場合）

ムツキ（仮名）は、6歳の幼稚園女児である。幼稚園入園以降ムツキは、かんしゃく持ち、興味のあることに没頭する、家族とも話をしたがらないなどの問題があったため、母親がネット上でさまざまな情報を得て、その中で、簡便なチェックリストをもとに判断し、ムツキが広汎性発達障害（121ページ参照）ではないかと強い疑いを持つようになった。

そのため、ムツキの母親は、早期診断を求めて、市の療育センターに電話で相談をした。そこで母親は、「自分勝手な言動がめだつ」「ささいなことで友だちと口げんかをする」「気が向いたことは、『もう黙っていなさい』というくらい話すのに、気乗りがしないと何も話さない」などの問題点を説明した。さらに、集団行動を好まないため、幼稚園からは「自閉症的」と指摘されたこともあったという。一方、帰宅後、幼稚園でできなかったことを、家で徹底的にやろうとするため、家庭の中では、かんしゃく持ちとなり、また、しばしば「お風呂に入りたがらない」「就寝時間が来ても、続けてお絵描きなどに熱中してしまっている」などと説明した。ムツキの母は書物やインターネット検索の結果から、娘が広汎性発達障害ではないかと心配していることをセンターに伝えた。

そこで、療育センターに診察の予約をとって受診することとなった。最初に、ムツキの知能検査と自閉症などの質問紙による調査がおこなわれた。母親には詳しい問診シートの記入が求められた。結果の説明と医師の診察は再度予約をとって受けることになった。次回の予約日に、医師は母親に詳しく話を確認することもなく、ムツキは、知的には問題ないものの、広汎性発達障害の可能性があると説明した。母親は不安になり、いろいろ説明を求めたが、「ムツキさんのようなお子さんが最近めだって増えてきました。ここに来院する子どもの5人に1人はそうです。ここでは、早期から療育を開始することに力を入れています。療育をおこないながら経過を観察しましょう」と、あくまでムツキのことではなく、一般論の説明に終始した。

そこで母親は、筆者のところに新たに受診に訪れた。母親にムツキが生まれてから現在までの発達状況を質問してみると、幼稚園に入園する頃までは母親自身も問題を感じていなかったという。しかし話をさらに聞くうちに、ムツキの生活環境に大きな変化があったことが確認できた。ムツキの両親はムツキが3歳、すなわち幼稚園に入園する頃に離婚した。性格の不一致が原因だというが、母親は、ムツキの父親も典型的なアスペルガータイプ（193ページ参照）であり、ムツキと考え方や行動が似ているし、ムツキが将来父親のような人間になるのが心配であると語った。また、ムツキの通う幼稚園は、薄着で冬でも上着を着ない、上半身裸になって遊ぶ、さまざまな行事が設定されて集団でそれに参加させるなど、子どもたちを規則正しく元気にすごさせることをモットーとしている。母親も、ムツキがその幼稚園の方針に不満を感じていることに気づいてはいるようだが、それはムツキのわがままや広汎性発達障害のためだ、と考えていたようだった。

ムツキは、一方的に話をする母親の前では黙っていたが、母親に診察室の外で待ってもらい、ムツキ一人に話を聴くことにした。6歳のムツキは、「自分の選んだ服を着たい」「自分で考えたように行動したい」「友だちと自由に遊びたい」など、自分の考えを述べることができた。また、母親の述べたこととはだいぶ様子が異なり、確かに多少多弁で落ち着きのないところはあるが、初対面の筆者に対しても、コミュニケーションが十分に成立し、家庭のことや幼稚園のことについても話をした。幼稚園でも家庭でも叱られることが多い、幼稚園の先生に反抗する、友だちとけんかする、などがあると言い、理由も聞かずに叱られることが嫌だと答えた。「ムツキちゃんだけが悪いわけではないんだね」と確認すると、「そう、私だけが悪いわけではない」と肯定し、自分を反省することもできていた。ところが、父親の話を始めようとすると、口ごもってしまった。物心つく頃に、両親が不仲であったことは、ムツキの言動に少なからず影響を与えたのだろう。また、ムツキ自身は父親には悪いイメージを持っていないようで、それ以上父親の話は避けた。初対面で、家族の込みいったことを聞くのは不謹慎であると思われる読者もいるだろう。しかし母親の話だけではなく、ムツキ自身から、最低限の確認をとる必要がある。なぜなら、例えば父親から、母親、時には本人への暴力行為があったりすれば、子どもの言動に多大な影響を及ぼすからである。「虐待」の環境にあると、子どもが発達障害に類似した行動様式をとることがある。最後に、ムツキと話した内容を母親に伝えてもよいかと確認した。ムツキは、「幼稚園のことはいいけどお父さんのことはダメ」と、母親を気遣う様子が見られた。

ムツキの母親に、面接の結果、ムツキは発達障害とは考えにくいと説明した。すると母親は安心するどころか不安になって、それではムツキの問題行動の原因は何なのかと質問した。ムツキは几帳面で神経質なところがあり、状況や環境によって要領よくみんなと合わせることが苦手であること、その分、家の中でストレスを発散しているだけなので、幼稚園と協力して、本人がストレスと感じることの少ない環境にすれば、問題行動も改善するだろうと説明した。

もう一点、これは、ムツキの母親に説明することはしなかったが、ムツキは母親にも父親にも愛情を求めている。ムツキと父親の交流が認められているのかなど詳細は確認できないが、少なくとも、母親がムッキに彼女の父親の像を投影してムッキの言動を否定することは好ましくない。現在のムツキ自身は問題がないが、このままの母子関係が続くとムツキの発達や人格形成に影響が出ることが心配であった。

話が発達障害から少しずれてしまったが、ポイントを整理してみよう。発達障害の診断では、当事者本人の行動をよく観察しその症状を評価すること、その症状の発生経過を聴き取ることが重要である。症状の評価だけでなく聴き取りにも、それなりの「専門性」が必要である。ところが、母親はインターネットで得た情報や尺度のみで判断し、また幼稚園関係者も、母親の話を鵜呑みにしていたうえ、症状の発生経過に園での対応が関係しているとは考えていなかった。専門性をうたう療育センターのスタッフすらも、行動観察や聴き取り（特に幼児の場合は本人との面接が省略されることもある）が十分ではなかった。実際に、ムツキのようなケースは多いと筆者は考えている。

ムツキの場合、発達障害類似の行動は、生まれつきの性格の傾向という範囲に収まり、この先、不適応を生じるほどではないと予想できるが、両親間の葛藤と幼稚園側の対応が、発達障害に類似した認知や行動を引き起こしていたと言えるだろう。

事例2　不登校になってはじめて発達障害がわかる（イチロウの場合）

イチロウ（仮名）は、知的には特に問題がない、むしろ記憶や数学的知識は優れている小学校六年生の男子である。最近、学校で、「トイレをぎりぎりまでがまんしておもらししてしまった」「知らない人に話しかける」「友だちにちょっかいを出す」などの問題行動がめだち、登校をしぶり、学校に行けなくなったということで診察を受けに来院した。

トイレに行けない理由をイチロウは、学校のトイレで特別支援学級に在籍しているZ男に突然嚙みつかれた、そのことをトイレを見るたびに思い出してしまうのでトイレを使うことを避けている、トイレに行けないことが心配で学校に通うことができない、と言う。くわしく言うと小学五年生の時、イチロウに予期せぬことが教室で起こって混乱し、トイレに駆け込んだところ、トイレに重度の知的障害のあるZ男がいて、Z男自身も、突然飛び込んできたイチロウを見てパニックに陥り、イチロウに嚙みついたという。イチロウはイチロウで、混乱から遠ざかろうとトイレに駆け込んだところで、さらに混乱を助長する結果になり、それが大きなトラウマとなって、怖くてトイレに行けないようになっていた。Z男は同じ小学校の中にある、特別支援学級に在籍していた。普通学級と特別支援学級の児童は交流があるため、トイレは学校内で共有していた。

イチロウの生育歴と学校での問題行動が現れた背景を確認した。幼稚園の頃から集団活動になじみにくかった。また、行事の変更などは事前に十分に説明をしておかないと混乱してしまうことがあったという。小学校入学後、①学校行事などの予定が変更されると、その対応が困難で、本人が家族や担任に何度も確認することがあった。②学校での避難訓練は、事前に詳細な時間や方法が知らされないため、気になって授業を受けることができないこともあった。③学校に行く準備をする時も、勉強にとりかかる時も、一つひとつの行動に自分で決めたルールがある。そのルールを遵守するので、何事にも時間がかかった。④好きなものや嫌いなもの、好きな音や苦手な音がはっきりしていて、徹底的に好むか避けるかになる。⑤自分の集中していることを中断できない。例えば休み時間に絵を描きはじめると、それに集中しすぎて、次の授業が始まってもやめることができないなど。⑥ささいな状況でパニックを起こす、例えば楽しんで見ていたビデオが途中で止まる、電車の遅延があるなど。⑦一つの問題につまずくと、切り替えて次の問題に進むことができない——などの様子があった。

診断上の詳細なことは第4章で述べるが、筆者はこれらのエピソードから、イチロウは、今まで指摘は受けていないものの、広汎性発達障害だと診断した。しかしながら、小学校三～四年生までは、担任やクラスメートもさして問題とせず、学校にも比較的うまく適応できていた。小学五年生になり、授業時間が増え、またその内容が高度になり、担任が交代し、以前は大目に見てもらっていた点まで指導されるようになった。学校でストレスを感じるようになりつつあり、授業中に落ち着かない時は、教室外に飛び出すことも2～3回あった。そのような折、あのトイレ事件が発生した。

イチロウは、学校に通うと、いつZ男に遭遇するかわからないし、トイレに行きたくなるとそのことを思い出してしまい極力がまんする。この思いが強く、学校に通うこと自体が困難になってきた。学校側は、トイレの「噛みつき事件」を把握してはいたものの、当然ながらイチロウが広汎性発達障害であることは把握できていなかった。そのためイチロウのトイレ恐怖に関しては、理解を示すものの、もう1年も前のことなのになぜそれが忘れられないのか、トイレの恐怖を振り払うために誰かの体にタッチをすること、そして何度も同じことを確認すること、などに関しては、イチロウの不安を振り払うための儀式的な行為（社会的に認められたものではなく独自に決めた行為）である、などの直接的な関連を把握していなかった。

「噛みつき事件」の後には近くのクリニックを受診していたが、そこでは、漠然とPTSD（心的外傷後ストレス障害）と診断され、気分安定剤や抗不安薬が処方されていた。また、イチロウの不安が強く、会話が一方向的であったことも、「小学生でありトラウマを受けた後」ということで、特に問題とはされていなかったようだ。イチロウはもともとこだわりや不安が強いうえに、授業中であっても、担任に何度も不安なことを訴えるなどの自分の行動が、注意される対象になるために、人間不信に陥っていて、ほとんどの助言を否定的にとらえるようになり、そのクリニックでもまったく会話をしなかった。そのような状況で、イチロウは学校に通うことが困難になってきていた。

不登校の背景に発達障害があるのかどうか、そして発達障害の子どもの不登校の要因としてトラウマ体験を持っているのかどうかは、診断の際、非常に重要である。イチロウのトラウマは、「トイレの恐怖」である。ここまでは共通理解が可能だ。しかし、学校や家庭で問題とされている「知らない人に話しかける」とか「学校でも友だちにちょっかいを出す」行動は、イチロウがトラウマを解消する手段であり、広汎性発達障害の人に見られる、不安を振り払うための個人ごとにまったく異なる方法なのである。イチロウが広汎性発達障害と診断されていなければ、専門医でもその因果関係は把握できないだろう。

筆者からの助言を受けた親が学校側に、イチロウへの対応として、まずトラウマのケアが必要であることを伝えた。学校で最も心配なことは、Z男と出会うこととトイレである。学校の生活環境を調節するという比較的簡単なことも、学校ではおこなわれていなかった。そこで、トイレは職員用のトイレの使用を認め、Z男の校内での活動計画を教師が把握し、Z男とイチロウが校内で出会うことのないように配慮をした。また、イチロウが不安を取り払うための、トイレに行く前に担任にタッチしたり、安心であることを言葉で確認するルールを認め、教師に注意しないようにしてもらった。次に、近くのクリニックで三種類の薬物が使用されていたのを、抗不安薬一種類に整理した。

今回は事例1（ムツキ）と逆の経過である。発達障害の症状に気づかれていなかったが、噛みつき事件という出来事をきっかけに、ストレス障害という一種の合併症を併発した。初診のクリニックでは合併症の治療に終始し、背景にある発達障害に気づくことができなかった。発達障害のある人への支援の原則は、その特徴にできるだけ早く気づいて、適切な支援を始めることである。

事例3　逸脱行為の背景に発達障害があった（ジロウの場合）

ジロウ（仮名）は14歳の中学生男子である。最近、家族のお金を持ち出すことがあり、またクラスの女子生徒の水着を持ち帰ったという事件があったが、ジロウは犯行をあっさり認めていることから、発達障害についての知識のある担任は、広汎性発達障害の可能性を考えた。担任はジロウに、事実をそのまま同級生に話すとむしろクラスが混乱するため、行為をくり返さないことを条件に、今回のことは公言しないように求めた。一方で、ジロウの家族には、医療機関の受診を勧めた。

最初に受診した小児科医は、今回の行動や、ジロウがプラモデル製作にこだわっていて、それが現在まで持続していることなどを理由に、担任と同様、広汎性発達障害を考え、専門医である筆者を紹介した。

たまたま、最初の受診の日、母親が運転する車が渋滞に巻き込まれて、外来予約の時間に間に合わなかったが、ジロウは、母の代わりに携帯電話で病院に連絡を入れて、予約の時間に間に合わないかもしれないと伝えてきた。一般には中学生であれば、そのくらいのことは十分可能であるが、もし広汎性発達障害であれば、①予定していたことが変更になること、②初対面の人に携帯電話で話をすること、③限られた時間に要点を整理し適切に説明することは、きわめて困難なことで、ジロウが広汎性発達障害であるという診断には、筆者が本人に面接する前から疑問を持つことになった。

診察室の中ではジロウは落ち着いていて、最初に「遅れてすみません」と謝ってきた。「携帯電話で連絡をとったりして大変だったでしょう」と確認すると、当然のことをおこなっただけだと、ジロウはまったく気にする様子が見られなかった。コミュニケーションは十分に可能だった。生育歴を確認すると、言語発達の問題や、幼稚園から小学校にかけて友だち付き合いができないなどの対人関係の問題は、周囲から指摘されていなかった。水着事件が生じた後も、友だちとも普通に付き合うことができていた。確かに現在でもプラモデルの製作は好きだが、ジロウは、「休日には熱中するけれど、学校行事や試験などもっと大事なことがあると、指示されなくても製作途中でもそれを中断することはできる。趣味でやっているだけだ」と述べ、それ以上の会話には発展せず、強いこだわりは感じなかった。診察室の中では、冷静で礼儀正しく、質問の意味を取り違えるなどの様子もなく、きちんとした敬語で会話をすることもでき、とても窃盗まがいの行為をする生徒には見えなかった。

一方、小学生の時から、忘れ物が多い、気が散りやすい、などの特徴があり、母親だけでなくジロウ本人も気づいていた。しかし素直な性格で、注意されるとすぐにそれを認め謝り、朗らかにふるまうことや、通っていた小中学校では他の児童・生徒がさまざまな問題を抱えていたこともあり、学校ではとりたてて問題視されていなかった。

次に、家族のお金や同級生の水着を持ち出したことについて質問した。ジロウは、「いけないことだとよくわかっているが、お金や水着を見ると、その時はその気持ちがなくなり、持ち出してしまった」と述べた。その気持ちが弱くなるのは、「目の前にお金や、自分の欲しいものがある時か？」と尋ねると、ジロウは大きくうなずいた。その時の記憶はあいまいではあり、忘れてしまいそうだが、それを持ち出した後に「悪いことをした」という気持ちが強くなり、人に疑われると、持ち出したことが事実であることを認めたと話した。一方、女子生徒の水着を持ち出したことについて、「興味があるのか？」と確認すると、羞恥心のため恥ずかしそうな様子を見せて、小さくうなずいた。一般論として、典型的な広汎性発達障害の子どもであれば、「男子であれば誰でも興味を持つものだ」などと答えて、「羞恥心」という対人的な概念は持ちにくいものである。女子生徒の水着を見て「興味がある」という情動が、「他人の物を無許可で持ち出すことはできない」というルールに優先してしまい、結果的に逸脱行動を起こしていた。

以上のことから、ジロウは広汎性発達障害ではなく、ＡＤＨＤ（注意欠陥多動性障害、136ページ参照）の可能性が高いと筆者は考え、母親と学校の先生に、ＡＤＨＤ評価スケールを記入してもらうことにした。二回目の診察の時に、その結果を確認したが、予想通り、同年代の男子に比べて「気が散りやすい」「順序立てて考えられない」「集中し続けることが難しい」など不注意に関する得点が著しく高い一方で、多動性・衝動性の得点は高くなく、不注意なことは学校よりも、特に家庭でめだっていた。

非行をおこなう場合は、準備したり犯行を隠すなどの行為を伴うが、ジロウの場合は、それがまったくない「場当たり」なことであった。水着のことと同様に、中学生であれば、目の前に1万円札が置いてあっても、それを自分のものとする（盗む）ことはない。情動（1万円が欲しい）よりも情報（盗むのは悪いこと＝違法行為）がどのような場合でも優先するため、場当たりなことはおこなわない。通常であれば就学時には、情報が情動より優先し、自身の行動を律することができる。しかし、知的発達や家族の倫理観や対人関係に何ら問題がなくても、ジロウの場合は、現在に至るまで、時に情動が優先してしまう状態があるということである。本人は「その気持ちが弱くなる（情報を優先することができなくなる）」と自身の欠点は認識できていたが、情動を優先することで、結果的に他人の物を持ち出す（盗む）という行為を起こしてしまった。

ここで問題なのは、ジロウは14歳であり、他人の物を盗むのは処罰の対象になるということである。また、このような特性がある場合、いけないとわかっていても再犯の可能性は考えられる。実際ジロウは、家庭で紙幣を見たり、学校で女子生徒の水着を見ると「気持ちが弱くなる」ことは認めている。そこで、ジロウと母親には、診断名を告げて、薬物治療をおこなわざるをえないことも説明した。もちろん、ジロウには常に「他人の物は絶対に持ち出さないこと」を念頭に置くように指示した。

治療薬として、ＡＤＨＤの治療薬の一種であるアトモキセチンを使用した。以後、他人のものを無許可で持ち出すことはなくなった。しかし、忘れ物が多い、約束や決まりごとを忘れてしまうなど、ＡＤＨＤの不注意症状の改善には時間がかかっている。ジロウと母親は、学校に診断名を伝えることを了解し、多少の配慮を受けながら、元気に通学することができるようになった。今後、発達障害に理解のある進学先を検討したいと話している。

ジロウは幸いにも、家庭環境や学校に恵まれていた。ＡＤＨＤの診断がなされていないにもかかわらず、「犯行状況」から、発達障害の背景が疑われ、医療的な支援につなぐことができた。もし、処罰的な対応や一方的な矯正教育がなされたとしたら、効果が上がらないだけでなく、ジロウが極端に自信を喪失したり、反抗心を強めることとなり、周囲からの評価も低下しただろう。

事例4　大人になって自分は発達障害だと主張する（ヤヨイの場合）

ヤヨイ（仮名）は、24歳の女性である。ヤヨイは、学生の頃から現在に至るまで、人間関係をうまく構築できなかったが、大学生の時に、発達障害関連の本を読んで、自分の今までの体験が発達障害によるものに違いないと、診断を求めて筆者のところで受診した。とはいうものの、すでに、発達障害当事者として、さかんに活動をしており、他の当事者の相談にものっているし、いろいろなところに出向いて、積極的にイベントにも参加していた。

ヤヨイの話を聞いてみると、①大学まで自分は浮いた存在で、空気が読めないと言われていた、②得意な科目と不得意な科目の差が大きかったが、総合的に成績がよかったこともあり、教師からの評価も高く、友だちからは大きないじめを受けずにすんだ、③一方で、親密な友だちづくりに失敗しさびしいと思っていた、④広汎性発達障害の多くの当事者が指摘しているように、自分にも特異な色彩感覚や皮膚感覚があり、一度見たものはすぐに頭の中の情報として残されている、⑤一つのことに集中すると徹底的にやらないと気がすまず、中断させることができず、同時に二つのことができなかった、などを語りながら、自分は広汎性発達障害に違いない、自分の今までの生きづらさや苦労は、広汎性発達障害者に対する周囲の理解がなかったからだと強く主張した。

ヤヨイの生育歴を確認した。父母は不仲で、ヤヨイが中学の時に離婚した。母はヤヨイに何かと干渉し、両親の離婚後は父と暮らしたかったが、父は別の女性と暮らすことになり、母と暮らすことになった。一方、ヤヨイは母について、自分の話には耳を傾けることなく、大学もできるだけ偏差値の高いところをめざすよう勉強を強要したため、大学入学後すぐに母と離れて一人暮らしを始めたという。初診当日もヤヨイは一人で受診していたため、幼少期の詳細は確認できなかった。次回母親も同席でと提案したが、ヤヨイは、「母が説明しても、自分自身の生きづらさは変わらない」と拒否した。

現在のヤヨイの生活状況を確認した。家庭は資産家であり、父親からも母親からも生活費をもらっていること、契約社員の仕事をいくつかやってみたが自分は広汎性発達障害のため人間関係が保てず長続きしないことを述べた。一方で、当事者の会の活動には積極的であった。自身でインターネット上に情報を発信し、他者からのコメントを求めるような行為を好んでおこなっていた。そして不特定多数の人が閲覧して残したコメントを読んで返信し、ネット上でもコミュニケーションが成立していた。通常、典型的な広汎性発達障害の人であれば、他者から干渉（当事者は「侵食」という表現を使うが）されることは、混乱をまねくので、避ける傾向にある。当事者団体の活動となれば、人ごみなどの騒がしい場所に出向いていき、多くの人の話を聞き分けて適切に対処できる能力があると、ヤヨイ自身が発言した。

さらに問診と行動観察をおこなった。インターネットで個人情報を発信することについては、「自分の生きづらさが同じ悩みを持つ人の役に立つことになる」と答えた。幼少期からこだわっていることはないかと確認すると、「本を手当たり次第読んでいた、どのジャンルということはないが、人と関わるよりも本を読むことが好きで、難しい本を読んでいた」「ものがきちんと整理整頓されていないと気になって仕方がなかった。学校に行く準備も、自分で決めたやり方があり、その順番でやらないと気がすまない」と答えた。特異な感覚とはどのようなものかを質問すると、視覚的に頭に入った情報はすぐに記憶し、また忘れることがない。文章として読んだものが、視覚映像に置き換わって頭の中で理解できることが多いと説明した。ヤヨイは、筆者の質問をあらかじめ予想し、広汎性発達障害であることに一致させるような応答をおこなっているように思えた。

筆者には、ヤヨイが広汎性発達障害であるとは考えにくかった。理由は、対人性の問題である。広汎性発達障害の人は、仲間関係を構築するのは難しいというよりは、あまり興味を持たないが、ヤヨイは積極的だった。また仲間関係の構築で疲れを感じることもなく、それによって自分自身の感情を保っているようにも思えた。こだわりに関しては、整理整頓や手順通りに行動することなどが自分のこだわりの対象で、そのこだわりが苦痛であると訴えた。広汎性発達障害の人は、周囲から強いこだわりに見えることも、本人にとってはこだわっているつもりはない、つまりこだわりと自覚していないことが多い。そして、感覚情報の過敏さや鈍感さに関しても、それまで診察してきた広汎性発達障害の人とは異なっていた。ヤヨイ自身は、視覚情報の認識に優れていると説明していた。ところが、初対面の診察で、筆者の質問の意図を簡単に理解し的確に応答した。また、当事者団体の活動でも、多くの人の意見を聞き分けることができた。これらのことは聴覚情報の認識に依拠することが多く、聴覚情報も優れていることになる。広汎性発達障害で、特にIQが高い人には、両方とも優れている人もいるようだが、ヤヨイのように、人の話を聴くときは聴覚情報が、本や映像を見る時は視覚情報が優位であるという「選択性」すなわち「状況によって使い分け」ができる人は、筆者自身経験がなかった。

ヤヨイには婉曲に以下の説明をおこないながら、筆者の考えを伝えた。①ヤヨイの言う対人関係の困難さは、他人の言動を的確に把握できないことにもとづくものではなく、人付き合いの難しさを自分自身で実感しているためではないか？　②こだわりについては、元来神経質な性格であり、こだわっていることに関して自分自身での葛藤が強いためではないか？　③感覚過敏があっても必要な情報の取捨選択ができているのではないか？　結論として、ヤヨイの「困り感」「生きにくさ」は、発達障害とそれにもとづく二次的な症状というよりは、本来の性格傾向や個性に加え、複雑な親子関係や学校での対人関係の問題であると考えた方が妥当であるということである。

ヤヨイは納得がいかないようで、「それでは私の今までの生きづらさは、何だったのでしょうか？」と再度質問をした。「今まで育ってきた周囲の環境と、ヤヨイさん自身の個性が折り合わず、強いストレスを感じているのではないでしょうか？　そのようななかで、発達障害の人に類似した認知や行動様式が出ているのだと思います」と答えた。その後、診断名にこだわらず、医学の範囲の中で、精神療法や薬物治療などさまざまな支援の方法があることも提案したが、ヤヨイは、次回の予約を入れることなく診察室を後にした。

その後、ヤヨイは別の医師の診察を受け、広汎性発達障害であるという診断を受けたことをネット上で公表していた。そして自身の体験もあわせて公表し、同じ苦しみを持つ人の支援活動をおこなうことを宣言していた。私自身ヤヨイの行動についての、別の診察医の診断には違和感を禁じえない。支援活動でのヤヨイの助言で、相談者の困難さが軽減すればそれは何ら問題がない。しかし助言を求める広汎性発達障害の人が、混乱を深めることにならなければよいのだが。

事例5 小学校五年生で学習障害と診断される（サブロウの場合）

サブロウ（仮名）は、小学五年生の男の子である。勉強は得意ではないものの、対人関係は良好で、小学校二～三年頃までは、特に問題なく通学していた。ところが、小学四年生の頃から、授業の内容が理解できないようになったが、教師はくり返し学習するように指導するのみだった。くり返し学習しても効果が上がらず、並行して喘息《ぜんそく》や頭痛の症状が現れ、学校を欠席しがちになった。また、それまで友だち関係は良好だったが、サブロウに責任を押し付けるような同級生のずる賢い行動が許せずに、けんかをするなどの問題も生じてきた。そのことで、通学しても再び不適応を起こして、頭痛や喘息が出て登校が困難になるという悪循環になったため、スクールカウンセラーからの紹介で筆者の外来を受診した。

頭痛、喘息などの身体症状の背景には、学習の問題と対人関係のトラブルを抱えていた。生育歴を確認した。乳幼児健診では特に異常を指摘されたことはなかったという。幼児期には、家庭でも幼稚園でもお絵描きにほとんど興味を示さなかったが、絵本の読み聞かせや、外遊びは大好きで、「男の子はこんなものだろう」と、母親は気にしていなかった。

文章を読むのが遅く、特に漢字はほとんど読めなかった。漢字の書き取りも困難だった。背景となる認知の問題として、視覚情報を正しく記憶できないと筆者は考えた。本を他者が音読するとその内容は理解できる。自身が読む場合も、図表や色分け、振り仮名があると、さほど大きな問題はないが、漢字が多い本は読むことが難しかった。英語の授業はまったくわからず今後が心配だと、母親は語った。また、遠近の情報が乏しくて、近くにある・遠くにあるという表現がわからず、近くにあるものを凝視すると自分に近づいてくるようで、特に先端の尖ったものは怖いと訴えた。

知能検査をおこなうと、言語理解はいいものの、情報処理能力が低く、全体の知能指数は正常であることから、筆者は読字に問題のある学習障害（147ページ参照）と診断した。

サブロウは、日常生活で困っていることとして、勉強のことよりも、机やタンスの角が気になって見てしまう、尖っているものが怖いと訴えていた。それを見ないようにしている。自宅などで身近に接するものにはカバーをかぶせているという。自分が動いている時や遠くにある時はさほど気にならないが、自分が静止している時に、近くにあって目に入ることが耐えられないという。このことも視覚情報をきちんと把握できないことが根底にあるためと推測した。また、勉強ができないとされて、くり返し教科書を読むように指導されると、気分が悪く、頭が痛くなり、時に喘息発作を起こすこともあった。通常の教材を反復して用いるだけでは、理解できないどころか、身体の不調を呈する状況だった。

受診時まで、小学校では成績の問題を指摘されてはいるものの、家族は「学習障害」の可能性について聞いたことがなかった。家族が、個別の支援を学校に相談したこともあったが、校内の特別支援学級ではさまざまな障害のある子どもが在籍していて、教室自体にサブロウの苦手な、視覚情報を混乱させる要因があるようで（本人は「教室に道具がいろいろあって怖い」と訴えていた）実現していなかったという。

小児科の外来では医師と知能検査を担当した臨床心理士が同席して診察をおこなった。サブロウの頭痛に対する検査や内服薬の治療などの医学的対応と、それと並行して母親の焦りを解消する方向でのカウンセリングをおこなった。さらに臨床心理士が別の部屋で、授業でつまずく原因となった漢字、計算などに対するスモールステップでの学習、学校で生じるさまざまな困難な問題に対する対処行動の練習を個別に実施した。例えば算数の文章問題は、苦手な漢字が問題の中に混在しており、自分で読むと文章の意味がわからないため、文章題は音読して説明し、文章の意味を理解すれば解答できることなどである。そのような対処により、頭痛の改善に加えて、自信の回復、学校適応能力の向上をみた。

サブロウに対する学校での評価は、学習や友だち関係に問題があるものの、比較的良好だった。サブロウは、授業がわからなくても教師に反抗することはなく、またクラスの中ではムードメーカー的な存在だった。母親の話では、内容は理解できていないものの、図書館から本を借りてくることもあり、礼儀正しかった。

学校には「学習障害」であることを伝えた。また病院内でおこなった臨床心理士の取り組みが有効であることを伝え、学校での配慮を促した。原籍校では特別支援学級の利用を勧められたが、今述べたように、サブロウが支援学級の環境を好まなかったこと、在籍クラスでは同級生との関係が良好であったことから、そのまま現在のクラスに在籍することとし、学習の補助として個別に対応可能な塾を利用することとした。
　発達障害の中でも、学習障害は集団への不適応を起こすことが少なく、周囲から理解されにくい。しかし、それゆえ周囲から「勉強ができない」など不当に低く評価されたり、同級生にからかわれたりすることが少なくない。また、困難は学習だけでなく、サブロウのように、目に見えるものが正しく把握できないことによる場合があり、本人は学習よりも、視覚情報の混乱に悩んでいた。学習障害の問題についてもまだまだ世の中の理解が進んでいないと思う。

　第2章では、発達障害についてのさまざまな誤解をといていく。できるだけ具体的な人物像を用いることによって、どのような誤解があるかをイメージしやすいこともあると考えたため、第2章以降も、適宜、長めの事例描写をしている。事例も手がかりとして、第2章以降を読んでいただきたい。

第2章　世間の誤解をとく

最近、発達障害が注目されている。実社会では発達障害の人をどう受け止めているのだろうか？　注目される理由は何なのだろうか？　筆者は四つの要因を考えている。①近年の子どもの社会性関連の問題とからめて、社会学や文化人類学的にも発達障害への認識が高まっていること、②少子化や養育環境の変化で、例えば「テレビやゲームばかりで育つと発達障害になりやすいのでは」といった疑問を養育者や保育・教育関係者が持つようになってきたこと、③ＤＳＭの診断基準の文言が普及し、チェックリスト等で実社会においても、誰もが「診断」を試みようとする現象が生じていること、④動機が不明な少年犯罪において「発達障害のある加害少年」を報道機関がセンセーショナルに取り上げたこと、である。①に関しては、多くの大人が、最近の子どもの傾向として、集団生活になじめない、空気が読めない、キレやすい、読解力の低下、運動しない・運動が苦手、として実感しており、「発達障害（の子ども）が増えている」と考えはじめたことも大きいだろう。

発達障害が注目されること自体は好ましい現象だが、一方で、筆者はそこに多くの誤解が生じていると感じている。そこで、ここでは、その誤解の背景にある、今述べた四つの要因をふまえて、誤解をといていきたい。

1 「発達障害の子が急激に増えている」

筆者は小児精神科医（精神疾患を専門とする小児科医）および日本児童青年精神医学会認定医（青年期までの精神疾患を専門とする）の立場として、発達障害が、原因は特定されないとはいえ脳を基盤とした精神神経疾患である、と考えている。そうすると急激に増加しているということはにわかには信じがたいことである。しかし、最近の疫学調査（集団を対象に、疾病の頻度やその分布について診断基準や統計的手法によっておこなう調査）では、そうとも言い切れない結果が次々に示されている。

代表的な自閉症（189ページ参照）の疫学として、1966年にイギリスのヴィクター・ロッターがおこなった調査結果である1万人に4人（0・04%）という数字が、一般に用いられてきた。これは1943年に初めて自閉症の報告をおこなったアメリカのレオ・カナーの基準（周囲からの極端な孤立と自閉、特異な言語症状、強迫的な同一性保持など）にもとづいた調査である。ところが1980年代に入り、第6章で述べる通りイギリスのローナ・ウィングらが、それまでの自閉症の基準を部分的に満たすアスペルガータイプが、完全に基準を満たすカナータイプよりも数倍見られることに気づいたこと、そして精神医学の診断基準にも「広汎性発達障害」が取り入れられたことにより、発達障害は同じ特性で程度の異なる一連の症状（スペクトラム）として、その基準が広がっていくことになる。自閉症を含む広汎性発達障害は杉山登志郎氏ら、本田秀夫氏らなど千人に数人程度という報告が増えてきた。ここまでの経過は、診断の基準が拡大されたことで、該当者の割合も増えたと理解することもできる。しかし、近年の疫学調査の結果を見ていると、それだけでは増加の理由を説明するのが難しくなってきている。

代表的な調査として、アメリカの疾病対策予防センター（Center for Disease Control and Prevention＝ＣＤＣ）の調査を見てみよう。自閉症・発達障害モニターネットワーク（Autism and Developmental Disabilities Monitoring Network＝ＡＤＤＭネットワーク）では、アメリカ国内の複数の地域における広汎性発達障害の有病率の推移を２０００年から2年ごとに２０１０年までまとめて報告している。対象地域はアメリカ国内の6〜14地域で、国全体をカバーしたサンプルではないが、公的機関が経時的におこなっている調査である。その結果を**2-1表**に示した。これを見ると10年の間に広汎性発達障害の有病率は約2倍に増加している。地域によってばらつきが大きいことも記されているが、近年は１％以上の割合になっている。

日本では、２００９年に豊田市でおこなわれた調査によると、１・81％であり、20年前の調査に比べて11倍だという。その要因として、診断基準の改定の影響に加えて、幼児期の早期発見（スクリーニング）から診断に至る医療が構築されて、これまで見落とされていた対象者を発見できるようになったことがあげられていた。

ＡＤＨＤに関しては、ＤＳＭ-Ⅳ-ＴＲ（２０００年＝ＴＲは Text Revision の略で改訂版を意味する）で、学童期の３〜７％という数字がほぼ用いられてきた。２０１３年のＤＳＭ-５では、「ほとんどの文化圏で、子どもの約５％」と報告されていて大きな変化はないように見える。その一方で、ＣＤＣによる全米の調査では、２００３年が７・８％、２０１１年が11・０％と報告されていて、８年間で約１・５倍に増加している（2-2表）。しかし、ＡＤＨＤの有病率には大きな地域差があることが、広汎性発達障害と同様に示されており、この平均有病率を全米や全世界でそのまま妥当とすることには慎重でなければならない。

「学習障害」については、教育現場での「不適応」をどのように判断するのかなど、調査方法によって大きく結果が異なっており、また使う言語によっても疫学が異なるため、ここでは触れないことにする。

近年、発達障害の診断基準が明確になり診断概念が拡大したことで、子どもの発達に関わる専門職の判断の拠り所が以前よりも明快になって、それまで異なる視点で見ていた子どもの状態を発達障害としてとらえる視点が広まってきた。発達障害への気づきが高まったのは評価できることだが、一方では、医療の場で診断の見逃しや長期にわたる診断保留を避けるための方策として使用されることにもなりかねない。その傾向が乳幼児健診の現場にも広がり、ともすれば精神医学の診断基準

調査年	報告地区数	小児1000人あたりの有病数(範囲)	1人/小児数	平均有病率
2000	6	6.7(4.5− 9.9)	1/150	0.7%
2002	14	6.6(3.3−10.6)	1/150	0.7%
2004	8	8.0(4.5− 9.8)	1/125	0.8%
2006	11	9.0(4.2−12.1)	1/110	0.9%
2008	14	11.3(4.8−21.2)	1/88	1.1%
2010	11	14.7(5.7−21.9)	1/68	1.5%

CDC ADDM Network 2000–2010をもとに作成

2-1 アメリカにおける広汎性発達障害有病率の推移

調査年	全米平均有病率（範囲）
2003	7.8%(5.0%〜11.1%)
2007	9.5%(5.6%〜15.6%)
2011	11.0%(5.6%〜18.7%)

CDC Percent of Youth 4-17 Ever Diagnosed with Attention-Deficit/Hyperactivity Disorder by State: National Survey of Children's Health をもとに作成

2-2 アメリカにおけるＡＤＨＤ有病率の推移

を強引に乳幼児に当てはめることになって、発達障害事例の増大につながっていったことが考えられる。この状況を後押ししている要因として、教師・保育士による気づきの増加や、インターネット等の情報を利用した保護者による気づきの増加があげられる。

新たに発達障害児の相談に訪れる事例の中には、発達障害特性があっても大きな問題を生じていない場合がある。子どもの振るまいに対して家庭や学校での要求水準が高まることで、本人の特性に合わないことを求めたり、取り巻く社会環境が目まぐるしく変わることで、それまでと異なる環境下で不適応を生じ、発達障害とされていく場合もあるように思われる。30〜50年前であれば問題が表面化しなかったかもしれない子どもたちが増えていることと、ほぼ時を同じくして発達障害の概念が普及したことが相乗的に作用して、診断数を増加させていることも推測できる。この他、ネット環境の普及との関連を指摘する意見もあるが、これも大きく変化する社会環境の一つの要因としては無視できないだろう。

発達障害の子どもが増加しているのは世界的な傾向だが、日本の場合はそれ以外に独特の背景もあるように思う。今の日本の子どもを取り巻く環境は、一見、自由度が高い半面、許容度が小さく、均質化した行動が要求される。自由度が高いことがかえって混乱を招きやすく、あわせて許容度が小さいことが、混乱している子どもを不適応状態とみなして問題面を表面化させてしまうのではないだろうか。

科学的な側面から、発達障害の有病率の増加についての検討もなされている。発達障害がメンデル型の遺伝（一つの遺伝子が決定的役割を果たす）によって生じるのではなく、多因子遺伝病説が有力となりつつある。多因子遺伝病とは、複数の遺伝子と環境要因の作用の累積によって発症する疾患である。つまり、発達障害はメンデル型遺伝病と異なり、多数の遺伝子が関与し、さまざまな環境要因も影響しているという特徴を持つ、と考えられている。今後、さまざまな環境要因の影響を分析しながら、この説の裏付けを確認していく作業がなされていくだろう。第4章や第6章でも紹介しているが、今後の研究の進展に期待したい。

2 「子どもが発達障害なのは親の育て方が悪いからだ」

親の養育態度と発達障害の発症の関連は、後に135ページや190ページでも触れるが、まずそのポイントを整理してみよう。前ページでも述べたように、発達障害は多因子遺伝病であるという考え方がある。そうすると、親の対応の問題は、原因でなく「環境要因の作用」に限定される。環境要因の作用には親の養育態度も含まれる。

養育態度が適切でなければ、子どもに発達障害に似た認知行動の特性が見られることは珍しくない。一方、子どもに注意散漫や強いこだわりなど発達障害の特性があることで、親が育てにくさを感じて、養育態度が不適切になることもある。客観的に虐待と判断できるような親の振るまいであれば、まずは虐待的な行動を止めさせなければならない。子どもにもともと発達障害の特性があり、そのうえに養育環境が不適切になることで、その特性がさらにめだちやすく、不適応の状態になることはあるが、それは元来の発達障害の特性と、養育環境との相互作用の結果である。

養育のやり方に問題がある場合、留意しなければならないのは、親自身も発達障害の特性を持っている場合である。その症状は141ページで述べるが、発達障害の症状がある人が子育てをおこなうには、周囲の理解がいっそう必要となる。親が発達障害である場合、その発達障害に加えて、精神の問題を抱えていることが多い。発達障害者に限らず、女性が妊娠・出産を契機にうつ病になることがあるのは知られているが、発達障害のある親の場合は、うつ病やうつ症状を示しやすいので、親の変調に早く気づくことが重要である。とりわけ母親が広汎性発達障害の場合、本来の子育てはこうでなければいけないという強迫症状、環境の変化への対応能力の乏しさに加えて、抑うつ症状が発症して育児を困難にしていくことがある。

もう一つ重要なことは、はっきりと診断をされていないものの、広汎性発達障害の特性のある人は、うつ病を発症しやすく、子育てが困難になることである。アメリカのジョセフ・ピヴェンら（1997年）は広汎性発達障害の家族には、診断基準は満たしていないものの、質的に親子に共通する認知上の特性があり、それを「幅広い自閉症の表現型」（Broader Autism Phenotype＝BAP）と呼んでいる。日本では杉山登志郎氏が、「発達凸凹《でこぼこ》」という表現をしている。「発達凸凹」とは、「認知に高い峰と低い谷（特に優れた部分と劣る部分）の両者をもつ人」のことである。このように広汎性発達障害の家族には、広汎性発達障害と診断されてはいなくてもその特性のある人が多く、うつ病の発症が多い。

一方、父親がＡＤＨＤの場合は、子どももＡＤＨＤであるという高い相関が示されている。父親は子どもの不注意や多動性・衝動性を見ると、激しく叱責したり、時には暴力的な行動をとることもある。そのようなことが続くと、子どもが父親に恐怖感を持ち、結果的に母親の負担が増えることになる。父親がＡＤＨＤの場合は、母親は「子どもと父親両方の面倒まで見きれない」という思いが強くなる。積み重なると、夫婦間の葛藤が強くなり、子育てが直接の契機となって離婚に至ることもある。

発達障害の子どもへの支援は、同時に家族支援をおこなうことであると言っても過言ではない。言うまでもなく、「親の責任」に転嫁することは支援ではなく、親子を追いつめることになる。養育態度に問題があると思えても、遺伝背景をふまえて支援につなげることが重要である。発達障害の人が青年期に結婚を考えるにあたり、パートナーとのよい関係を保つよう見守ることは当然だが、妊娠、出産の予定が明らかな場合には、産婦人科医、助産師、保健師とも連携をとり、夫婦間の協力がより必要であることも伝える。あわせて周産期からの育児支援をおこなうことが必要である。次世代にその遺伝情報が受け継がれていくこともある。

3 「テレビやゲームに長時間接すると発達障害になりやすい」

この考えは、親や教育者だけでなく、小児科医からも肯定的な意見があるが、因果関係は明らかにされていない。1999年と2001年にアメリカ小児科学会は、「2歳以下の子どもにはテレビを見せないように」という趣旨の勧告を出した。それを受けて日本の小児科学会こどもの生活環境改善委員会も2004年に同様の提言をおこなった。

提言（前文は略）

1　2歳以下の子どもには、テレビ・ビデオを長時間見せないようにしましょう。内容や見方によらず、長時間視聴児は言語発達が遅れる危険性が高まります。
2　テレビはつけっぱなしにせず、見たら消しましょう。
3　乳幼児にテレビ・ビデオを一人で見せないようにしましょう。見せるときは親も一緒に歌ったり、子どもの問いかけに応えることが大切です。
4　授乳中や食事中はテレビをつけないようにしましょう。
5　乳幼児にもテレビの適切な使い方を身につけさせましょう。見おわったら消すこと。ビデオは続けて反復視聴しないこと。
6　子ども部屋にはテレビ・ビデオを置かないようにしましょう。

幼少期にテレビを長時間視聴することで、言葉の発達が遅れたり、他者とのコミュニケーションに問題が生じることを示す報告は多いが、その事実と、「発達障害」を単純に結びつけるわけにはいかない。日米の小児科学会は、幼少期の親子の愛着形成の重要性を指摘したのである。テレビやビデオの視聴が愛着形成の弊害になりうるという趣旨から飛躍して「発達障害の原因（の一つ）がテレビやビデオの視聴である」と誤解されてしまうと、発達障害の子どもの養育者が批判されたり不安に陥ることが危惧される。なお、第2節でも述べたが、親の愛情不足によって発達障害になるということではない。

近年はゲーム、インターネット、ケータイ、スマートフォンなどの電子媒体がどんどん高機能になり商品化されている。メディア（ここでは映像媒体だけでなくこれらの電子メディアをすべて含む）との接触と発達障害の関連は、幼少期だけでなく児童期以降にも問題視される傾向にある。長時間メディアと接し続ける子どもたちの特性と、発達障害の子どもの特性の類似点をあげて、幼少期に限らず児童期以降にも同様に、「長時間メディア漬けの状態が発達障害の原因である」と拡大解釈されかねない。言葉を換えれば、端的に長時間のメディア漬けの危険性を唱えることに「発達障害」という言葉が利用されているというのは、筆者のうがった見方だろうか。この問題は、精神医学的には（子どもの）依存症との関連をまず検討しなければならない。２０１４年発表の厚生労働省の調査で、全国にネット依存の中高生が51万８千人と推計されているのは、きわめて深刻な状況である。幼少期からの養育環境と長期間かつ長時間のメディアとの接触が子どもの発育にどのような影響を与えていくのか慎重に検討する必要がある。

4 「発達障害は大人になれば治るのだから治す必要はない」

「治る」「治らない」の問題の前に、まず発達障害の過剰診断（診断があいまいなものも強引に診断すること）や診断名の変更という問題がある。早期診断という名のもとに偽陽性の段階で「発達障害」と告げられる。その後にその子が偽陰性から陰性になる過程で、「治った」という表現が使われることがあるだろう。しかし、それは診断ができなかったものを初めに強引に診断したことに原因があり、「治ったかどうか」ということとは別次元の問題である。

このような事態を、診断する側から見れば、診断基準に合致しなくなったという言い方ができるかもしれない。しかし本書で述べている広汎性発達障害（知的障害のない人）、ＡＤＨＤ、学習障害の人たちの主な困難は、「対人」「社会性」に関連した問題であって、早期の診断にはおのずから限界がある。就学前に安易に診断をつけるのではなく、経過観察群として発達に注意をはらいながら、特性が明らかになり診断が可能になる時期に診断する。「治す」という、発達障害の特性をゼロにするという意味にとられかねない考えではなく、その特性を「個性」の範囲に収めて社会への適応が向上していくような支援を考えるのでなければならない。「発達障害は子どもの疾患であり、大人になれば治る」、あるいは「社会人になるまでにがんばって治す」という誤解が、まだまだ社会では多いのではないだろうか？

ここでは、学習障害で長期間経過を観察している事例を紹介したい。

事例6　文字を書くのが遅くて就職試験に失敗（サツキの場合）

サツキ（仮名）は24歳の女性である。サツキが最初に受診に来たのは、小学校四年生の時だった。それまでも、ノートをとることが苦手で鏡文字を書くなどの様子は見られていたが、私立の小学校に通っていたサツキは、宿題などの提出物をパソコンを使って作成することが認められており、また成績もよく、友だち関係も保たれていた。

筆者のもとを受診したのは学習の問題ではなく、学校で対人トラブルがあったためである。学校のプールや体育での体操、特に組体操を嫌がっていた。プールや体操が嫌いな子どもは少なくないが、サツキはその時間になると体の不調を訴えて参加しないことも多かった。同級生は、その行為を「ずるい」と担任に告げ、担任もできるだけ参加するようにサツキに促したという。

筆者がサツキを学習障害と考えたのは、家族からの話で、鏡文字を書くことだけでなく、日常生活で、遠近感がわかりにくい、ものの位置関係がわかりにくいと聞いたからだった。例えば体育のリレー競技でバトンを受け取る時、後から来る走者との距離がわからずバトンタッチができない、組体操の時は、「右をもう少し上げて」などの指示が理解できないなどである。

ある日のプールの時間に大きな出来事があった。サツキはプールサイドで数人の同級生とともに休んでいたが、体育の先生は、休憩時間が終わったのでプールに入るよう声を出しながら子どもたちに近づいてきた。他の児童がプールに入ったのに、サツキだけがプールに入らなかったため、体を押しながらプールに入るように指示したという。その状況を見ていた同級生も、特に問題のあることとは考えていなかった。しかしサツキは、体育の先生の声は聞こえていたがまだ遠くにいると思っていたところ、いきなり近くで体を押されて怖かった、と述べた。以後、体育の先生と似たような体格の若い男性や学校のプールが怖くなったとも言っている。

周囲にはその体験が理解されず、「一生懸命やっていない」と判断されていた。対人関係のトラブルの背景にも、サツキの認知特性を周囲が理解していないことがあると筆者は推測した。サツキと母親とに相談し、学校には「学習障害」と診断名を伝え、また出来事の詳細は伝えずに、「心身症」を合併しているので、プールを含めた体育は見学し、通学は本人の自主性に任せるよう診断書で伝えた。サツキは知能検査をおこなうとIQが124とかなり高得点で、私学（高校まで一貫）に通っていたこともあり、進級や進学には問題もなく、「心身症」という診断でプールの見学も認められたため、数回の受診で診察は中断となった。

そして数年を経て、サツキが高校三年生の時、受験対策の相談に訪れた。試験問題そのものは理解できるが、入試にはパソコンを使用することができないので、制限時間で解答するのは困難ではないかと心配になったためである。そこで、推薦入試を勧めた。本来サツキが行きたい大学、学部とは異なるが、学生数が少なく、学生生活についての相談への対応もよい大学を選んだ。受験は面接と作文で、作文はいくつかの予想問題を考えておき解答を準備することで、何とか時間内に書くことができた。

大学では、幸いレポートは今までと同様、パソコンで作成し提出することが認められたが、試験に関しては規則を変えることができなかったので、合否は担当教員の判断で決めることになった。そのため、学習障害に理解のある教員にゼミ担当になってもらい、配慮のある教員の担当する科目を履修することで何とか卒業することができた。本来サツキが受講を希望している科目よりも、教員の配慮が得やすい科目を優先した。

次は就職の問題である。サツキの困難さは就職の際に明らかとなった。面接では好印象であるものの、手書きで文章を書く速度が遅く、時間内に試験答案を書き終えることができなかった。サツキは漢字の書字が困難だったが、その背景には、今までのエピソードから空間認知の把握の障害が関与していると考えられた。卒業は決まっているのに何社受けても結果は不合格だった。共通した要因は答案を書く時間が足りなかったことである。サツキは就職活動を考えると心身に不調をきたすので、卒業と同時に就職することを諦めて、大学の時にやっていたアルバイトを再開した。それはサツキの得意な専門知識を生かした仕事で、通常はアルバイトが担当しない電話応対を任されていたという。電話で話を聞いて答えるという、「字を書くこと」を介さない仕事内容がサツキには適していたのかもしれない。

サツキは現在のアルバイト先で仕事を続けることも考えたが、そのまま正社員になれるシステムがないため、アルバイトを続ける一方で就職活動も続けている。しかし就職試験は何回受けても不合格になるため、サツキは就職活動を続けることでうつ状態になった。サツキには、発達障害者支援法にもとづいて「学習障害」であるとして就労訓練・就労斡旋を受ける方法や、うつ病を併発したということで精神障害者手帳を取得して就労支援を受ける方法なども提案しているが、本人は、今後の就労に関してまだいろいろ迷いがある。その理由として、現在のアルバイト先でさえ「学習障害」についてはなかなか理解してもらえないので、仮に就職ができたとしても、就職先での理解が乏しくて、「書類の作成」や「作図」「英語の使用」など苦手なことを持ちかけられる可能性を考えると、とてもこなす自信がないと思い、進路を決めかねているようである。「学習障害」という名称から、学校での「勉強が困難」であると受け取られがちだが、実は「学習障害」の人の困難さは、就労上、社会生活上、さまざまな場面で現れ、むしろ広汎性発達障害やＡＤＨＤよりも一般に理解されていないという印象を筆者は持っている。

筆者は「学習障害」という診断名には少なからず違和感を持っている。そもそも「学習」という言葉は意味として「学ぼうとする人」が「主体的」におこなう行動という意味合いが強い。すると、「学習障害」とは、学ぼうとする人が主体的に、すなわち何らかの意図を持って学習しないことだと、誤解されやすい。その点では、「学習障害」よりも、もともとのＤＳＭ-Ⅳの診断名である「発達の特異的障害」の一タイプ、ＤＳＭ-５では「限局性学習症」（この新しい訳語には批判も多いが）の方がまだその本質を表しているように思う。もう一つの問題は、「学習」という単語があると「子どもの疾患」ととられかねないことである。学習は学校現場だけでなく、家庭でも社会でも生涯必要なことではあるが、「読み」「書き」「算数」の障害は、学校のイメージが強い。しかし、事例６に述べたように、就労後、社会生活では、学校現場以上に周囲の理解が乏しいようだ。学習障害の人の困難さは学校を卒業した以降も持続するし、むしろ周囲の理解が得られない分だけ強くなるのだ。

5 「発達障害は大きくなっても治らない」

まず、**2-3表**をご覧いただきたい。文部科学省の「通常の学級に在籍する発達障害の可能性のある特別な教育的支援を必要とする児童生徒に関する調査」の結果である。その中で、学年別の割合が公表されている。これは学習障害、ＡＤＨＤ、広汎性発達障害に関する質問紙への学級の担任からの回答をまとめたものである。学年別変化の最も大きい、学習障害が疑われる子どもの割合は、小学一年生の７・３％から中学三年生１・４％と大きく減少する。しかしながら「発達障害の可能性のある」と調査報告書のタイトルにもあるので、字義通りにとれば、小学一年で学習障害が疑われる児童７・３％が中学三年生では１・４％に減少することになる。学習障害ほどではないが、ＡＤＨＤも減少する。全体では小学一年生で９・８％だったものが、中学三年生で３・２％に減っている。これは、医師の診断ではなく文科省の報告だが、特別な支援がなくても、学年が上がるにつれて適応的になることを示している。言葉を換えれば、低学年で学習障害の可能性が考えられていた児童も、高学年ではそれに該当しなくなる場合が少なからずあることが示されている。低学年の子どもには、いわゆる偽陽性の状態で診断名を告げられていることもあるだろう。

さらに報告書では、学年が上がるにつれて、行動面、学習面の順に著しい困難を示す児童生徒の割合が小さくなることについて、周囲の教員や児童生徒の理解が深まること、その児童生徒が学校に適応できるようになること、高学年になるにつれて学習内容や友人関係などさまざまな問題が錯綜し見えにくくなる可能性があること、などを考察している。

ここで、医師は発達障害をどのような手順で診断しているのか説明しておこう。医師は保護者や当事者からの訴えに加えて、行動観察（他の専門職の報告を含む）によって、まず症状の存在を判断する。次に、その症状の発生過程（発達歴、既往歴など）を聞き取りによって解釈する。つまり行動観察と聞き取りの結果で、発達障害ありと診断している。ただし、診断にあたっての絶対的な基準がないだけに、診断医の経験や障害観によって診断が左右される部分がある。

行動観察の結果を「症状」と解釈する場合、診断医間でその基準には一致がなければならない。しかしウイルスの有無で自動的に診断が決まるような分野と異なり、同じ行動観察の結果を別の診断医が同一に解釈するかというと、それははなはだ疑問である。発達過程の聞き取りも、本来はそのための技術が求められる。少なくとも、多数例の聞き取りを実施した経験をもとに判断する必要がある。しかし、実際にはすべての医師に十分な経験があるわけではない。医師たちは症状の見逃しを恐れており、また診断に十分な時間をかける余裕がない。事例4でも述べたように、筆者が該当しないと考えていても、別の医師が診断可能と判断することもある。発達障害の診断は、高い専門性のある医師でなくともできるし、診断書も作成できる。精神医療における診断はそのような性格を持っていることは、受診にあたって知っておきたい。

	学習面又は行動面で著しい困難を示す	学習障害	ADHD	広汎性発達障害
〈小学校〉	7.7%	5.7%	3.5%	1.3%
第1学年	9.8%	7.3%	4.5%	1.5%
第2学年	8.2%	6.3%	3.8%	1.5%
第3学年	7.5%	5.5%	3.3%	1.0%
第4学年	7.8%	5.8%	3.5%	1.2%
第5学年	6.7%	4.9%	3.1%	1.1%
第6学年	6.3%	4.4%	2.7%	1.3%
〈中学校〉	4.0%	2.0%	2.5%	0.9%
第1学年	4.8%	2.7%	2.9%	0.8%
第2学年	4.1%	1.9%	2.7%	1.0%
第3学年	3.2%	1.4%	1.8%	0.9%

文部科学省初等中等教育局特別支援課の報告＝2012年12月5日より作成

2–3　知的に遅れはないが
学習面、各行動面で著しい困難を示す児童生徒（推定）

もう一つ述べておきたいのは、120ページで述べるように、発達障害の子どもも発達するということだ。診断を時間軸で見ると、同じ患者がある時期では診断基準を満たしているが、ある時期には満たさないことが当然ありうる。早期診断によって2～3歳で発達障害ありと判断された子どもが、5年後、10年後にどのように成長しているのかを知らなければ、行動観察から導かれる症状の有無も、発達経過の聞き取りの解釈も、見当違いになるおそれがある。しかし、一部の医療機関を除き、5年以上経過観察することは現実には容易ではない。早期発見、早期療育のみに関与するスタッフも多いが、医師にはこのような臨床経験にもとづいた診断技術の向上がとりわけ求められている。何年経過しても、そこに社会適応の困難さと本人や家族の「困り感」があるから「障害」なのである。

6 「発達障害児は自分を好ましい人物と思っていない」

筆者らは、この誤解について、心理学でいう「自尊感情」というキーワードで研究をおこなってきた。まず、自尊感情について簡単に定義しておこう。ここでいう自尊感情とは、英語の Self-esteem の訳語の一つである。アメリカのモリス・ローゼンバーグは1965年、「自己イメージの中枢的な概念で、一つの特別な対象、すなわち自己に対する肯定的または否定的な」概念と定義している。日本では、この概念の肯定的な側面のみについて使われており、自尊感情よりも「自己肯定感」「自己評価」「自尊心」「自負心」などと用いられることが多い。肯定的態度とは、長所、得意なことなどだが、否定的態度として短所、苦手なことなどがある。

自尊感情はどのように形成されていくのだろう? 以下は筆者自身の考えだが、発達に問題のない子どもは少なくとも就学時には「自己イメージ」を持っていると推測している。子どもは成長につれ、自己イメージを他者と比較することによって「肯定的、否定的な概念」を身につけていく。これが明確になるのは思春期前と考えられている。一方、発達障害の子どもは自己イメージの獲得にも遅れや偏《かたよ》りがある。さらにその自己イメージを「他者の自己イメージと比較する」ことが困難である。そのため的確な自己認識を持ちにくい。自己認識に不具合があると自尊感情が安定せず、質問をすると返答が直前の出来事に大きく左右され、変動が大きいことも特徴である。それをもとに他者が評価をするさいの結果が不安定となる。言い換えれば、発達障害の子どもには「自尊感情」という概念をそのまま適用しにくいのである。

筆者らが、実際にどのような調査をおこなってきたか説明しておこう。左に掲げるのは、子どもたちへの質問項目である。それぞれの質問に「ぜんぜんない」から「いつもそうである」までの5段階で答えてもらい、それを得点化する。結果を見ると、日本の子どもの自尊感情は小学一年から二年にかけて、および10歳頃に大きく低下している。他の国でも年齢があがって思春期を迎えるころに自尊感情は低下傾向にあるが、日本ほど明らかではない。

自尊感情の質問は以下の四つである。

・自分に自信があった。
・いろいろなことができるような感じがした。
・自分に満足していた。
・いいことをたくさん思いついた。

この質問項目に、発達障害の子どもは、発達障害でない子どもよりも、肯定的に自分をとらえていることがわかってきた。なお、筆者らの研究は、子どものQOLの研究（QOLとは quality of life＝生活の質）の一部として自尊感情の調査をおこなっている。この調査の詳細に興味のある方は、拙著（巻末文献表参照）を参照いただきたい。

次の事例は、治療によって自尊感情の低下をきたした男の子である。

事例7　薬物治療により自尊感情が低下する（シロウの場合）

シロウ（仮名）は10歳、小学四年生の男子である。学校でも家庭でも多動で落ち着きがなく、時に学校では同級生とけんかになるということで、スクールカウンセラーから筆者を紹介され来診した。幼稚園の頃からその傾向はあるものの、教師や同級生はそれを「シロウの特徴」として特に問題視しなかったようだ。

初診時、シロウは、病院の待合室でも診察室内でも常に多動だった。待合室からいきなり売店に向かって走り出し、飲み物に手を出したところで財布を持っていないことに気づき、突然、待合室に引き返すこともあった。

診察室の中では、机を手でガタガタと乱暴に揺らしていた。当日の学校のことなどを質問すると、質問の途中で「普通」「ない」などと即答した。昨日以前のことを質問すると、「忘れた」「覚えていない」などと答え、明日以降の計画や予定について尋ねると、「わからない」「お母さんに聞いてみて」などと興味のない話は会話が長続きしなかった。

母親に問診を始めると、いきなりランドセルの中身をひっくり返し、中からその日に図工の授業で製作したものを取り出して、問診の途中にもかかわらず、その作品の説明を始めたかと思うと、許可なく診察室のベッドに横になったりするなど、常に不注意で多動な様子だった。母親は、こうした行為は見慣れていたようで、少々のことは気にせず問診に答えていたが、診察室から飛び出そうとしたり、診察室のコンピューターに触れそうになった時は、大きな声でシロウを注意した。

母親の話では、与えられた課題に関しては、速やかに取り組み、終わらせることができるが、作文などの「自由課題」は、想像力がありすぎるため何を書いたらよいかわからず、まったく手つかずの状態だという。気になったことや興味があることに対して、すぐに行動を起こしてしまうため、突然はしゃぎだしたり、時には近くの子どもの体にタッチしたりすることもあり、シロウは、同級生にとっては関わりにくい存在となっていた。シロウ自身は、「家庭でも学校でも毎日が楽しい」「友だちはたくさん欲しいが、なぜか最近あまり遊んでくれない」と語った。学校での成績もよく、体格がいいシロウは、低学年までは「おっちょこちょいの人気者」であったが、最近は「キレやすい大柄な子、関わると面倒な子」ととられているように感じた。

読者の皆さんは、このエピソードから、シロウがＡＤＨＤであると想像されることだろう。実際ＡＤＨＤと診断が可能であった。シロウは周囲の理解がよかったため、小学三年生までは集団生活に適応できていたが、小学四年生に進級した時点では、授業中に歩き回る、ささいなことでけんかを始める、など明らかな問題行動がめだち、不適応状態になっていた。

シロウも母親も薬物治療を承諾した。ＡＤＨＤ治療薬であるメチルフェニデート徐放剤（商品名〈コンサータ〉）を一日18ミリグラム、朝1回投与しはじめたところ、処方1週間後、母親が、シロウの様子を確認するため外来に一人で受診した。「学校で攻撃的な言葉が増えた」「家庭ではすごく興奮しているように思える」ということの確認であった。詳しく話を聞くと、学校では今まで担任の許可なく行動していたのが、「○○をしたい」「××しちゃいけないですか？」などと言葉で確認をするため、担任には攻撃的な言葉と受け取られていたようだった。家庭では、今まですぐに目移りをして集中できなかったことが、一つに集中していることを、母親は「すごく興奮している」と感じているようだった。以上から、薬の効果は出ている。そのまま持続して構わないと答えた。

さらに3週間後、シロウもいっしょに受診した。見違えるように落ち着いていた。診察室では、質問を最後まで聞いて、敬語を使いながら、説明を加えて質問に答えられるようになっていた。母親によるとシロウは「（薬を飲むと）自分がよい子になれる！」とも話していた。また、学校で席替えの希望を聞かれた時、同級生の前で「僕は薬を飲んでがんばっています。乱暴なことをしないように努力しているのでよろしくお願いします」と説明したという。今までは、友だちが自分から離れていく理由がわからなかったが、内服後はその理由を理解したうえで、同級生に「お詫びとお願い」を言葉で表現することができるようになっていた。

シロウの発言内容から、内服前は現在の自分自身の存在しか認識できていなかったのが、内服後は他人の存在を認識し、集団の中での自分がどのようにあるべきかを認識できるようになったと推測できる。次の外来では、シロウは「薬を飲んでよい子になった」「次の目標は薬を飲まないでよい子になること。でも自信がない」と答えた。本人に話を聞くと、薬を飲んでがんばっているが、担任の先生もお母さんも、できて当然と考え、もっと難しいことを要求してくると述べていた。学校では授業中に1時間動かないようにがんばっていると、次の時間もがんばって当然と思われるようだった。家庭では、「宿題が終わるまで遊んではいけない」など時間の見通しのたたない要求があると述べていた。

薬物使用前のシロウは、先述のQOL評価では、自尊感情は高かった。またQOL全体も高かった。つまりシロウ自身は「困り感」がなかった。ところが薬を内服することで自己認識が持てるようになり、自尊感情は低下した。医療現場ではこのように、薬物治療により自尊感情が低下することをときどき経験する。このこと自体は、発達障害の子どもの自己認識、他者認識が明らかになるという、好ましい傾向だが、自己認識が明確になると同時に、過去を振り返ったり、他人と比較をすることができて、ささいなことで自己に否定的な感情を抱いてしまいかねない。薬物治療によって集団生活での適応は向上するものの、当人の自尊感情が低下することもあるので、要求の段階を急に上げないこと、心理支援を並行しておこなうことが重要である。

7 「発達障害児は非行に走りやすい」

発達障害の子が非行に走りやすいとは考えにくい。筆者は、世間でその誤解が強いのは、発達障害の子どもの「捕まりやすさ」「騙されやすさ」が補導事例数を押し上げていること、特に動機が不明な事件の背景として広汎性発達障害の存在を、マスコミがこぞって取り上げたことが関係していると考えている。一時期、発達障害、特に広汎性発達障害の少年が起こした犯罪が相次いで報道された。殺人事件に限定しても、2000年の「人を殺す経験がしたかった」という当時17歳の少年による豊川市主婦殺人事件、2003年、犯行時12歳だった少年による長崎市幼児殺人事件などがあり、大きく注目された。テレビ、新聞で取り上げられ、十分な検証・分析もなされないまま情報が拡散し、「動機が理解できず犯行が奇異な事件」が発生すると、加害者は発達障害ではないかとネット上に意見をアップする人も現れた。これらを受けて報道各社は、仮に広汎性発達障害の人が加害者である事件であっても、その解説やコメントに「直接関係するわけではない」と記載するようになってきた。

長く家庭裁判所調査官として、発達障害のある非行事例の当事者に関わってきた藤川洋子氏は、最近の未成年の犯罪件数自体は減少しており、2011年では千人当たりの発生件数は10・7人で、暴走族などの不良集団の衰退と関連していると推測している。また、「犯罪のリスク要因の筆頭は従来から、男性であること」と述べており、男子が女子の4~5倍であるという。藤川氏は、補導された少年の中で発達障害が考えられる子どもの割合を1・8％程度と推測しているが、発達障害の子どもも男子が女子の4～5倍であること、先述の「捕まりやすさ」「騙されやすさ」を考えると、一般小児人口と比較して決して多いとはいえないと考えている。

そのようななかで、未成年犯罪全体の再犯率は、2001年26・4％から2011年32・4％と漸増していることが指摘されており、藤川氏は未成年者は「〈懲りる力が弱い〉すなわち生物学的にセルフコントロールしにくいという特性や、対人関係能力の乏しさが反映している」と見ている。

発達障害の子どもは、環境の変化に弱い。環境が変化すると強いストレスを感じて、ストレスの対処法として、問題行動をとることも少なくない。ADHDの子どもは、相手に暴言を吐く、ものに当たるなど比較的把握しやすいが、広汎性発達障害の子どもは、性的な逸脱行動、他人への接近、自分の体を傷つけるなど、さまざまな行動をとる。ここで一例、「ストレスが解消するとともに性的逸脱行動がなくなった事例」を見よう。

事例8　**ストレスが解消して性的逸脱がなくなる（ゴロウの場合）**

ゴロウ（仮名）は17歳、知的にはIQで75程度の広汎性発達障害の青年で、特別支援学校に通っている。小学校までは通常クラスに在籍していたが、不注意、衝動性・多動性がめだってADHDの可能性があり、中学から特別支援学校に移籍をすべく、ある専門医を受診した。そこでは

ADHDの症状はあるものの、広汎性発達障害の基準を満たすため、学校には両者の併存状態と報告され、特別支援学校に移籍していた。

それまで多少は多動傾向があるものの、特別支援学校の中ではそこそこ適応ができて、医療機関に定期的に受診することもなかった。ところが、支援学校高等部二年生になり、卒業後の進路を決めるべく学外の実習が始まると、街なかで若い女性を見つめて、時には後をついていき、警察に通報されたりした。どう対応すればよいのかということで来診した。

ゴロウは、「思春期には異性に興味を持つのは当然のこと」という本音の部分と、「むやみやたらに他人(特に異性)に接近することはよくないこと」という理論の部分、二つとも理解できていた。ただし両者を結びつける「羞恥心」や「本音と建前の使い分け」という部分は、広汎性発達障害の特性として、あくまで「後者を前者よりも優先させる」というあらたな規則をゴロウ自身がつくり、それを遵守している状況であると筆者は推測した。

二年生になり、学外の実習ではストレスを抱えることになった。実習先でよい評価を受けると、卒業後の進路がスムーズに決まるため、教員は多少無理をしても将来のために、きっちりと実習指導をおこなおうとする。ゴロウも実習先で、「きちんと挨拶をする」「複数の指示に並行して対応する」などの指導を受けていたが、そのために混乱してしまい、かえって実習をやりたくない思いが生じていた。そのような態度を見て、実習先や教員はゴロウを叱咤激励することが増え、ストレスをさらに増強することとなった。

ゴロウはそのストレスを言葉で表現することはできなかったが、母親はこのことに気づいていた。しかし、教師と同様に何とか就職先が決まってほしいという思いでそのままにしておいた。筆者はゴロウに質問した。「今困っていることは?」「○○さん(実習の担当教員)」。そこで「実習は大変ですか?」と質問を変えると、「大変」と即答した。

筆者の医師としての経験によると、発達障害児の一部には、ストレス解消法として逸脱行動が見られ、他人を巻き込むことがある。ゴロウは実習先で受けたストレスを、女性の後をつけていくという適切ではない方法で解消しようとしているのではないか、と推測した。

そこで、ゴロウと以下のようなやりとりをおこなった。「女性の後を追いかけることはいけないことかな?」「いけないこと」。続いて「今のストレスがなくなるとそれはやめることができる?」「できる」と答えた。

母親には、ゴロウは実習先でストレスを感じているが、そのストレスの解消法として逸脱行動が出現している、通常は逸脱行動を修正する指導をするが、ゴロウの場合は、可能であれば原因となっているストレスを取り除く方がよい、と説明した。ゴロウの母親は了解して、学校側と相談し、実習先を変更し、ゴロウに無理のない範囲での指導をおこなうこととなった。以後は、ゴロウが断言した通り、逸脱行動は見られなくなった。

その後、母親が、「ゴロウがパソコンで有料のアダルトサイトにアクセスし、請求書が届いた」と困惑した様子で相談してきた。ゴロウ自身も混乱していたが、高額な金額を請求するサイトにひっかかったようだった。ゴロウの母親は、「アダルトサイトを閲覧したという事実」よりも「再び逸脱行動を起こさないか」と心配していた。しかし、アダルトサイトを閲覧しようとしたのは、ゴロウの本音の部分であり、それ自体は問題ではない。高額な金額請求に関しては、巧みな詐欺まがいのサイトに騙されたとも考えられる。

ゴロウにはその後の逸脱行動が見られないし、不法な金額請求に驚いていることから、今は母親が逸脱行動を心配する必要はないが、不法な金額請求には公的な消費者センターなどに相談し、きっちりと対応するように助言した。続いて、アダルトサイトの閲覧行為は「思春期になれば誰でも興味を持ちうる」もので、厳密に禁止することは、逆にゴロウのストレスになり好ましくない。父親と相談して、ゆるやかに管理してもらう程度でよいだろうと助言した。

例外はあるだろうが、発達障害の子どもは、規則はきちんと守る傾向がある。ただし、規則がどのような状況を想定して制定されているのかは必ずしも理解していない。そのようななか、さまざまなストレスがあると、規則を守る余裕がなくなり、本音の部分や独自のルールで行動することが、ゴロウのように結果として非行となることがある。このような場合「矯正」的な指導をおこなうと、さらにストレスを強めて、逸脱行動が激しくなったり、別の逸脱行動を起こすこともある。可能ならばストレスの要因をなくすこと、できなければ矯正的指導ではなく、多少のストレスの下でも守れるようなわかりやすい規則を示すことが望ましい。

8 「発達障害児は『生きづらさ』を抱えている」

発達障害の人が「生きづらさ」を抱えている、という表現は必ずしも間違ってはいない。しかしこれは非当事者から見た見解であり、発達障害に限らず一般社会で暮らすマイノリティー（少数派）の人たちが、大多数の人に合わせて生活するには苦労が多いという意味である。

自尊感情のところでも述べたように、発達障害の人は自己認識に不具合があり、自分自身が「生きづらい」とは感じていないようだ。ただし、いじめ、虐待、差別など二次的な環境要因によって、困難さを感じることは多い。このことを周囲から「生きづらい」と指摘されているだけのように思われる。

広汎性発達障害の一つであるアスペルガー障害当事者の磯崎祐介氏が共著書（古荘純一編、『神経発達症（発達障害）と思春期・青年期』）の「あとがき」で書いた文章を引用させていただく。

> 私は幼少の頃から幼稚園や学校という存在に対し違和感を覚えていました。そのため、幼稚園から高校に至るまで、登校したりしなかったりの連続で、基本的には家庭で教育を受けてきました。しかしながら、その違和感を克服するため、多様な人間が存在する夜間の大学（青山学院大学第二部）に就学し、勉強はもちろんのこと、人間を知るため、生きることの実践をしてきました。（中略）

一般に、発達障害の人は「生きづらい」と思われがちですが、私を含め、それぞれの障害に応じてあらゆる判断基準が自己にあるため、自由な世界観をもつことができています。その姿は「生きづらさ」を超越し、自由の本質がうかがえるほどです。このような姿を端的に「生きづらい」と思ってしまう方は少なくないと思います。しかしながら、逆説的に考えると、誰よりも自由であるがこそ、固有な世界観を自由に構築することができ、その世界観の中で生きていくことができるのです。

通常の人たちは、私を含めた発達障害の人との比較により「生きづらくはない（「生きやすい」とは思っていない状態）」と感じているのかもしれません。しかしながら、その比較は「多数派／少数派」による非常に不確実な判断であり、個人を観察しているとは言えません。これは私の個別的な意見ですが、現在、私は非常に自由に生きています。その世界観は他の誰にも奪うことはできず、唯一無二のその生き方に正統性を感じています。（以下略）

磯崎氏も述べているように多数派の人びとは、周囲にいる少数派人間への理解や配慮に乏しかったのではないだろうか。言い方を換えれば、今までは、発達障害などの障害のある人びとがあるがままに生きる権利を、障害のない人びとが、さまざまな形で制約し、「生きづらさを抱えている」という一方的な視点でとらえていたのではないか。

日本は、国連の「障害者の権利に関する条約」に署名し、2014年2月に発効している。また、

2016年4月には、「障害を理由とする差別の解消の推進に関する法律」が施行された。今後、障害のある人のあるがままに生きる権利がもっと保障される社会が望まれる。

9　「発達障害についてはネット検索でたいていのことがわかる」

ネットで「発達障害」と検索してみると1千万件前後がヒットし、統合失調症や脳梗塞よりも多かった。発達障害のヒット数が多いのは、まだまだ確実な情報が乏しいこと、相談機関の乏しさ、そしてネット検索を多用する子育て世代の人たちの特性を反映しているのかもしれない。また、この章の初めに述べた四つの要因も関係があるだろう。だからこそ、「発達障害とネット」という問題の現況と課題について取り上げてみることにしよう。

検索内容を「自閉症」と絞って検索してみると、80万件以上のサイトがヒットし、さらに「自閉症　原因」と検索条件を絞り込んでも、50万件以上のサイトが確認できた。とても全部のサイトを確認できないので、検索上位から順番に見ていくことにした。今では否定されている要因や、誤解を招きやすい表現、あるいは、サイト作成者自身の強い思いは伝わるが、きわめて主観的な意見が多数目についた。例えば、妊娠中に内服した薬剤、ワクチンに含まれる水銀、そして今なお母親の愛情不足を指摘しているものもある。さらに、先に述べた、事例4（ヤヨイ）のように、自身の生活体験を詳しく述べているものも多数あるが、診断に関して信憑性に疑問があるものが多く目につく。論旨が矛盾しているものもある。

「発達障害」という用語が普及した現在、多くの人は、身近なところに「発達障害かもしれない」と考える人がいるのを経験するだろう。現代では、インターネットでその情報を検索・取得することが普通であるし、手早く情報を得ることができる。

そこまでは、何ら問題がないことだが、得られた情報の利用方法は、まず、保護者や当事者本人と、教師・保育士・祖父母・知人などで異なる。後者の場合も、保護者や思春期以降の当事者自身が「発達障害かもしれない」という認識を持っているのかどうかでまた異なる。それぞれに発達障害であることの共通認識があれば、どこで「相談する」「診察を受ける」のか、情報を共有しながらよりよい情報を得ることも可能である。一方、家族や当事者が発達障害かもしれないと考えている場合、医療機関がその可能性を伝える前に、ネットで確認しようとすることも多いだろう。

この本は、それらの立場の人に広く読んでいただきたいと考えている。そこで、これだけ多くの情報が存在する現在、どのように対応したらよいか私見を述べてみよう。インターネットを利用して調べる場合は、その「信憑性」や引用について、①ウェブの作成者（文責者）、②ウェブのタイトル、③ウェブの管理者、④作成日および情報取得年月日、を確認することが大切である。

まずは、どのような立場の人がアップしているのかを確認する必要があるだろう。当事者自身、支援者、研究者、教員、学習塾の経営者、特定団体などさまざまである。研究者の中にも、医学、心理、福祉、教育、司法など専門がさまざまで、文献研究、調査研究、臨床研究など方法の違いもある。信憑性と同時に、どれが自分たちのニーズに合っているのかを確認しなければならない。

検索する場合、一般の検索サイトを利用し、キーワードを増やしながら絞り込むのではなく、厚生労働省のＨＰや、学術団体のＨＰにアクセスして、その中の検索ボックスで「自閉症」、「ＡＤＨＤ」などキーワードを入力して検索することをお勧めする。単純なキーワードだけの検索で表示される一覧表はまさに玉石混淆で、信頼できるＨＰとトンデモＨＰが無秩序に並んでいるからだ。

発達障害での受診を考えた場合、具体的な医療機関、相談機関や専門医名などを調べて、その相談の受け方だけでなく評判をネットで検索することもある。ところがそのネット上の評判もあいまいである。発達障害に該当するのかどうかを確認するのであれば、医療機関を探すだけではなく、教育相談機関、地域の育児相談でもよいだろう。また一回の相談で納得できなければ、セカンドオピニオンを求めてもよいだろう。ただし、公的な支援を受けるのであれば、医療機関の診断を受けることが必要である。一方、急ぎの対応の場合、例えば、問題行動の対応に苦慮しておりその原因が発達障害ではないかと思われるのであれば、かかりつけ医や、養護教諭などに相談し、しかるべき機関に紹介してもらう方法もある。

ネットで対応策を調べるうえで注意しなければならないのは、自称「当事者」の増加である。他の疾患についても、当事者が体験記を綴ることは多いが、ほとんどの場合が闘病記など、診断治療経過を記載している。第1章の事例4でも述べたが、発達障害に関しては、明確に診断を受けたわけでもなく、自身が発達障害であると信じ込んで、ネット上に自身の情報を公開することもある。

公開する内容が衝撃的だったり説得力があったりすれば、閲覧回数も増え、より多くの人目について、その内容に共感した人たちが集って情報を拡散させていく。その情報をもとに自身も発達障害当事者と信じ込む人もいるだろう。そのような人びとやその行為を止めることはできない。また、自称「当事者」が自身の体験をネット上にアップするのは自由である。しかしながら、スペクトラム（連続体）としての発達障害の辺縁に属する人たちが増えていけばいくほど、世間の関心が拡大していくことになる。そしてさらに自称「当事者」が増えていくが、そのことが発達障害をめぐる混乱に拍車をかけなければよいと思う。当事者への診断が確実である場合でも、発達障害はスペクトラムである。その症状や適応困難の状況は個性や生活環境によって大きく異なる。ネット情報は、個別の対応について限界があることも知っておくべきだろう。

第3章　支援者の誤解をとく

発達障害者支援法の目的（第一条）には、「早期に発達支援」「学校教育における発達障害者への支援」「就労の支援」「生活全般にわたる支援」など、「支援」という文言が何回もくり返されている。支援を確かなものとするためには、国及び地方公共団体の責務として「必要な措置を講じるものとする」（第三条）だけでなく、第四条では、「国民は、発達障害者の福祉について理解を深めるとともに、……協力するように努めなければならない」と定められている。しかし法律施行後10年以上経過している現在でも「理解」と「協力」は、地域での「支援センター」等の設置と人員の配置などハード面に留まり、理念や実際の支援が当事者まで届いていないと思わざるをえない。その現状を受けて2016年5月に改正発達障害者支援法が成立し、教育、就労で切れ目のない支援をめざすことになった。ここでは、それぞれの支援に関する誤解について述べていくことにしよう。

1　早期診断、早期療育が必要か？

もともと「早期発見」という用語は、発見が遅れると生命に関わる病気を、検診を受けることでなるべく早く発見し、「早期治療」をおこなうことをめざしたものである。子どもの疾病を対象とした場合は、「早期診断」という用語が用いられている。また、発達障害の場合には、検診は「健診（健康診査・健康診断）」、早期治療は「早期療育」という用語が用いられている。

辞書によれば「早期診断」とは、乳幼児健康診査などを利用して、身体疾患だけでなく発達に関する問題を早期に診断すること、「療育」とは、「障害をもつ子供が社会的に自立することを目的として行われる医療と保育」（デジタル大辞泉）という意味であり、それをできるだけ早い時期に開始することが「早期療育」である。療育という考え方の変遷については補章で述べることとして、話を進めたい。

早期療育は障害児の、その後の社会生活への適応を改善させることを目的としている。しかしながら、早期療育は言葉の訓練や親へのプログラムなど、障害のある子どもだけでなく家族にとっても受動的になされるため、本当にそれが子どものＱＯＬを高めると断定することはできない。

事例１で述べたムツキのように、家族が過剰に心配することもある一方で、地域の母子保健を担当する医師、福祉、保育などのスタッフが積極的に取り組むことが、「過剰な対応」となる危険性も含んでいる。

ここでは、①幼少時の診断基準はあいまいになりやすいこと、②誤診や診断の見落としを避けたいという医師や福祉側の姿勢、③親が育児不安に陥る可能性、④早期療育機関と教育機関が連携していないケースが多いこと、など支援法にある早期診断、早期療育の問題点を提起したい。

(1) あいまいになりやすい幼少時の診断基準

発達障害者支援法では発達障害の「早期発見」がうたわれていて、専門家の間でも当然のごとくこの言葉が使われている。そこで注目されるのが、支援法で乳幼児健診において「発達障害の早期発見に十分留意しなければならない」としていることだ。

発達障害の早期診断とは通常、就学前のことを意味する。このような低年齢においてもDSMの基準を用いて診断している医師が多いのが現実だ。しかし、DSMは小児科医ではなく、精神科医の診断基準なのである。特に最新版のDSM-5では「診断をより丁寧に慎重におこなうこと」を求めている。例えば、ADHDの診断では、それまで7歳までとしていた症状の出現年齢が12歳までに引き上げられた。さらに、家庭だけでなく学校における様子の確認を求めている。つまりDSMは精神科医学としての、診断の精度を上げることを目的としていて、早期発見や早期療育をめざしているものではない。

一方、地域の健診で早期発見に努めている小児科医は、「DSM-5で診断をしている」と言えば、学術的な裏付けがあり、診察医の専門性が担保されている、つまり診断の拠り所として考えている。

慎重な診断を求める精神科の考え方と、早期発見をめざす国の施策に不一致があると言わざるをえない。

(2) 誤診や診断の見落としを避けたい周囲の姿勢

早期診断こそが専門家の職責であるという考えに立つと、見落としを恐れて、その判断が過剰になりがちではないだろうか。早期診断に携わっている医師の多くは、十分な乳幼児健診の経験のある小児科医とは限らず、親が記入したチェックリストや臨床心理士があらかじめ子どもや親から聴取した情報に依拠してその判断をおこなっている。現場目線から早期診断に異議を唱える経験豊富な医師もいる。

小児科医は元来、「小児の内科医」であり、身体疾患の早期発見と治療を専門としている。内科医は生活習慣病検診の疾患のスクリーニングをおこなっており、もともと発達のスクリーニングとしておこなわれた乳幼児健診に、身体疾患の早期発見という目的も加えることで、実際に先天性代謝異常症や小児がん、先天性心疾患などのスクリーニングとして効果があがっている。しかし発達の評価を「身体疾患」と同列で扱う発想が適切とは言いがたい。発達障害は、身体疾患のように「早期に発見してその解消をめざすもの」ではないのだ。

筆者が発達障害と診断する際のポイントをまとめた。

① 年齢不相応であるか？――実際の年齢相応の発達と比べて、全体の遅れがあれば知的発達症

（知的発達障害）、部分的な発達の遅れや歪みがあれば、発達障害を考える。

② 複数の場面で見られるか？――発達障害が脳を基盤とした生得的（204ページ参照）な障害であれば、どのような場所でも見られる。

③ 症状が持続しているか？――（6カ月以上が目安となる）

④ 実際に生活上困難があるか？

これらのポイントは年齢が小さければ小さいほど、診断が難しくなる。早期の診断が誤診や過剰診断につながるという危険もある。

(3) 親が育児不安に陥る可能性

医療機関で診断名をどのように告げるのかは、場合によって異なり、一定の決まりはない。診断の確度、家族や本人の理解度（診断名を受け入れる心の準備）、支援態勢が整えられるか、などを判断しておこなっている。

ところが、診断を集団検診のスクリーニングとして利用すると、たとえ「疑い」であっても、それを一回目、遅くとも二〜三回目に伝えないと、スクリーニングとしての運営が成立しない。そのため、その後の経過観察は「療育」の場でおこなうことになる。早期診断で、障害があるかどうかわからない子どもに、治療・教育の手法を用いた助言を強引におこなうことになりかねない。家族が不意打ち的にその可能性を伝えられて、治療・教育をめざす育児支援を受けることによって、かえって育児に不安を持つことがある。

療育の窓口になる保健師から、家族は「療育は決してマイナスではなく、子どもにとってプラスになる」という漠然とした説明を受けることがある。しかし、そのような説明では、家族の不安や心配に応えられないばかりか、個々の子どもの具体的な状況を把握せずに、一律に説明、指導をおこなうことが逆効果となる場合もある。

(4) 連携していない早期療育機関と教育機関

療育機関は、もともと発達の遅れが明らかな子どもや、体の不自由な子どもを対象として設立されたところが多い。ところが、近年、発達障害を念頭に置いた指導の相談が急増してきた。療育機関の相談はどのようにおこなわれているのかを紹介する。（3-1図）

ただし、各地域にこのような療育の取り組みがあるが、図のように系統だった「支援検討会議」や再診・面談がスムーズにおこなわれているところは多くない。また、看護師、理学療法士、言語聴覚士、ソーシャルワーカーなどそれぞれの職種の人の熟達度にも差があり、リーダーシップを持つ人（通常は施設長である医師）にはスタッフの指導と利用者のニーズに応えることが求められる。

相談は、保健福祉機関からの紹介か、直接家族からの予約から始まる。ところがその相談、療育内容は、幼稚園や保育園に伝わらないことも多く、保育園や幼稚園と相談機関とで別々に対応していることがある。また、幼稚園から小学校に入学する場合にも、特に特別支援学級や特別支援学校

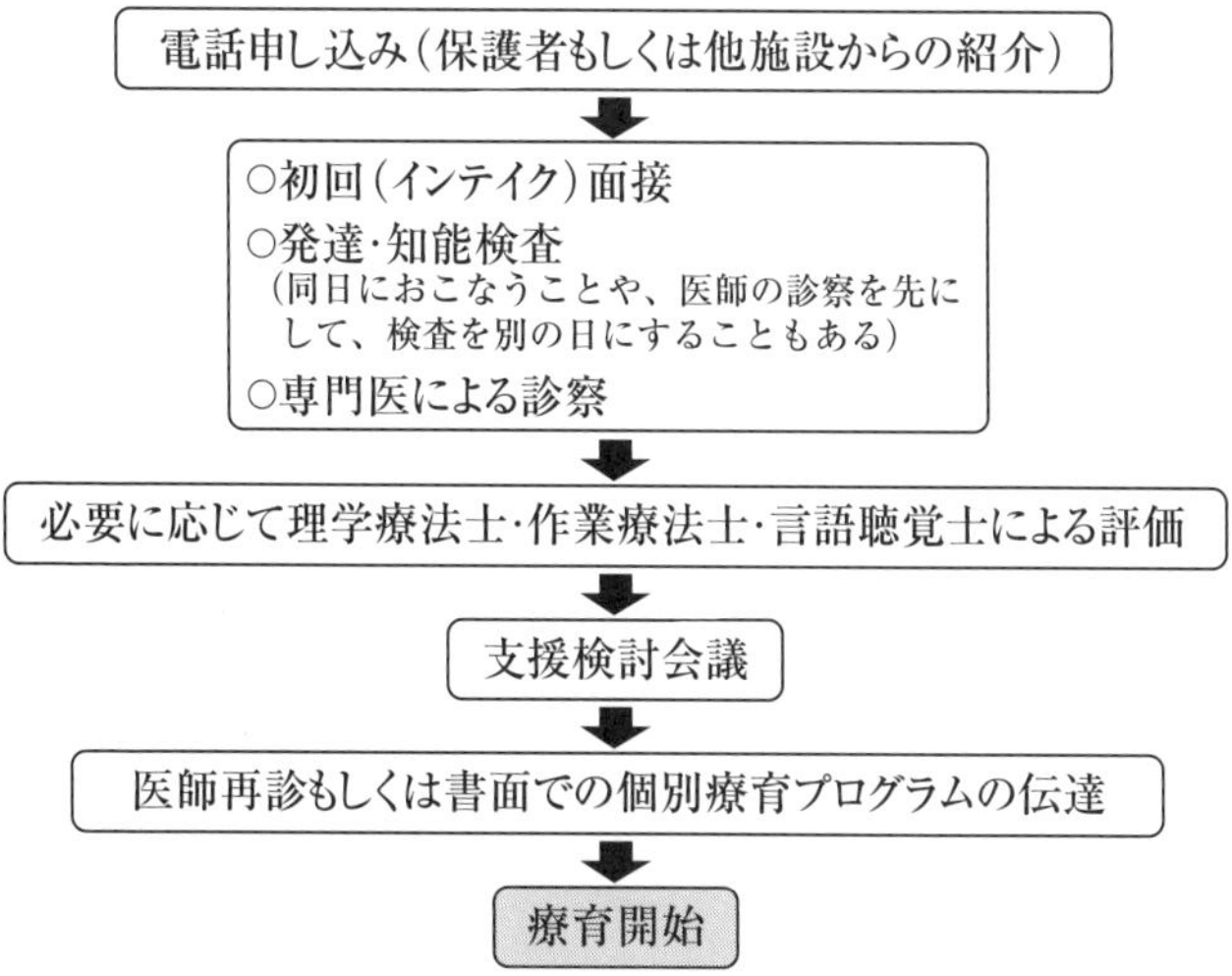
電話申し込み（保護者もしくは他施設からの紹介）
○初回（インテイク）面接
○発達・知能検査
（同日におこなうことや、医師の診察を先にして、検査を別の日にすることもある）
○専門医による診察
必要に応じて理学療法士・作業療法士・言語聴覚士による評価
支援検討会議
医師再診もしくは書面での個別療育プログラムの伝達
療育開始

3-1　療育への流れ

に在籍せず通常のクラスに在籍する場合は、それまでの情報が伝達されないことがほとんどである。

　発達障害の子どもの不適応は、就学時以降に学校において明らかになることが多いが、かりに指導や早期療育を受けていたとしても、その情報が教育機関には伝わっていない。学校の中では、新たに特別支援教育コーディネーター（特別支援をおこなうために、医療機関や教育機関の連携と家族などの関係者の相談窓口を担う、教育委員会から指名された専門性のある教員）やスクールカウンセラーと相談して、通級指導教室を勧めたり、別の医療機関等の受診を勧めることもある。せっかくの早期療育の情報が、教育の現場では共有されていないのが現状であろう。

2　発達障害児は特別支援学級が望ましいか?

現在の日本では、何らかのハンディキャップのある児童生徒が選択できる学校・学級には、通常の学級の他に、特別支援学校、特別支援学級、通級による指導がある。学校教育法で規定する各種学校を加えれば、その他にもあるが、ここでは前記の三種と、適応指導教室(教育支援センターと呼ぶこともある)について述べてみる。なお、適応指導教室とは、市区町村の教育委員会が、不登校の小中学生を対象に、学籍のある学校とは別に、市町村の公的な施設のどこかに部屋を用意し、そこで学習の援助をしながら本籍校に復帰できることを目標に運営している教室のことで、本来は発達障害の子どもを対象としていないが、実際には不登校状態の発達障害児と思われる児童・生徒が少なくない。

特別支援学校とは、学校教育法第七十二条によれば、「特別支援学校は、視覚障害者、聴覚障害者、知的障害者、肢体不自由者又は病弱者(身体虚弱者を含む。)に対して、幼稚園、小学校、中学校又は高等学校に準ずる教育を施すとともに、障害による学習上又は生活上の困難を克服し自立を図るために必要な知識技能を授けることを目的と」している。すなわち、障害のある子どもが、成人期に自立がはかれるような学校教育を受けることをめざした日本の学校のことである。

次に特別支援学級とは、小学校、中学校、高等学校および中等教育学校(中高一貫校)に、教育上特別な支援を必要とする児童および生徒のために置かれた学級のことである。

通級による指導とは、日本の義務教育における特別支援教育の制度の一つで、通常の学級に在籍していながら個別的な特別支援教育を受けることのできる制度である。文部科学省は、２００６年に、「自閉症者、情緒障害者、学習障害者又は注意欠陥多動性障害者に該当する児童生徒」を、通級による指導の対象とすることが適当として通知している。

適応指導教室は、発達障害とは診断されていないが、その特性を持ち、不登校を呈している子どもがしばしば通っているが、本籍校に復帰することを目標にしているため、その後の支援につながりにくい。

発達障害の子どもの立場から見てみよう。理念としては、通常のクラスにおいて、個別のニーズに応じた教育を受けることが望ましい。しかし、実際は通常の学級では対応が難しいなどの理由で、特別支援学級、知的障害の合併があれば特別支援学校に通うことを勧められる。あるいは通級による指導がおこなわれている。通級による指導は、できるだけ個々のニーズに応じるなどの工夫はなされているが、通常のクラスに在籍しているため、その利用回数も制限を受ける。各地の教育委員会によっては、支援学級を発達障害の種別によって分けたり、支援学級を選べるといった努力をしているところもあるが、発達障害児への対応は通常のクラスか特別支援学級・学校かであり、さらに学校は居住する「学区」の制約を受ける（通学の便のよい隣接自治体の学校や、実績のある学校を希望することが難しいなど）ことになる。利用する子どもや保護者にとっては、二者択一を迫られる。学校側は「本人に適している」という理由で、支援学級・学校しかないと考えて強く勧めていることも多い。

発達障害はスペクトラム（連続体）である。同じ診断名であったとしても、118ページで述べるように、個々の症状の程度、生育歴（発達時間軸）、知的レベルがさまざまで、学習や対人関係の問題がどのような形で出現するかは、一人ひとりでまったく異なる。

ところが、学校側の担任や責任者の言葉として、「発達障害の子どもの担任の経験がありますので任せてください」「先入観を持たないようにして、お子さんと接していきます」「特にトラブルは起きていないので心配しないでください」という発言を耳にすることがあるが、発達障害の子どもであっても、ＡＤＨＤ、広汎性発達障害などの診断グループに分けて画一的に対応している現状があるように思う。この原則から外れると、学校側からは、逐一学校内で起こった行為を家族に伝えるが、どうしてそのような言動をとったのかがわからないままであり、保護者はカウンセラーや通院中の医療機関に行って「質問する」ように促される。また、発達凸凹《でこぼこ》（40ページ参照）の「凹」の部分の修正に重点を置きすぎて、「凸」を伸ばすことはあまり念頭にないようだ。

事例9　支援学校になじめず混乱してしまう（ムツオの場合）

ムツオ（仮名）は知的に軽い遅れがある小学校六年生の男子である。最近、学校で、ムツオがさまざまな問題行動を起こしていると指摘され、母親がどのように対応をしたらいいのかを相談するために来院した。

母親は教師から指摘された問題行動をいろいろとメモしており、それをもとに説明した。「自分よりも小さな子に対してちょっかいを出す」「先生にタッチを求めてくる」「突然ものを投げる」「校内で直接関わる教師や職員に『アッカンベー』をする」などさまざまだった。しかしどうしてどのような時にそのような行動をとるのかに関しては報告がなかったという。さらに母親は、最近家庭でも「弟にちょっかいを出す」「精神的に不安定であまり話をしなくなった」「入浴や着替え、歯磨きなどが指示されないとできなくなった」などの問題もあると訴えた。

そこで、それまでのムツオの生育歴を確認した。「幼少時から集団活動に参加することが難しく、事前に説明をしておかないと混乱してしまう」「一つひとつの行動に自分で決めた順番やルールがあり、時間がかかる」「犬の鳴き声や小さい子どもの声が嫌いで、その音を聞くと耳をふさぐだけでなく、その場所を避けようとする」などのエピソードが確認でき、筆者には、ムツオが広汎性発達障害と考えられたが、就学相談や、四年時に通常クラスから特別支援学校に移籍する時も、広汎性発達障害のことは指摘されていなかったという。

特別支援学校を見学に行ったムツオは、支援学校ではさまざまな障害のある子どもが同じクラスに在籍していて気になること、それらの子どもが予想できない行動をとることが気になり支援学校への移籍を躊躇していたが、学校側から強く勧められたことで移籍したという。実際に移籍してみると、通常クラスでは比較的自由にすることが認められていたが、支援学校では、個々のスケジュールが計画され、自分が主体的に行動しにくくなった。また、授業中はクラスメートの行動が読めず、より緊張度が高まること、学習や学校生活にも細かいこだわりがあるがそれに関しては配慮されていないこと（診断がなされていなかったこともある）、などで帰宅すると以前より疲労している様子だったという。

母親には、まず支援学校に、ムツオは広汎性発達障害があり、その特性に関して配慮が必要なことを伝える必要があると説明した。その前提条件のもとで問題行動をとる誘因となることを整理して、取り除けるものは取り除くことから対策を考えるように助言した。ところが学校からの情報では、問題行動の情報がより詳細に母親に伝えられるだけで、母親はあまりに多くのことが伝えられてくるのでさらに対応がわからず、家庭の中でムツオとどのように接したらよいかわからなくなり混乱した様子だった。

特別支援学校には、広汎性発達障害の子どもも在籍しているが、ムツオのようなタイプの子どもは学校全体としても初めてであり、受診時に担任と副担任が陪席したいと母親に要請があったようだ。

次のムツオの外来診察日に、支援学校の教員も同伴した。筆者は以下のような説明をおこなった。

「『雨が降れば（原因）、傘をさす（結果）』、これは誰でも理解できることですが、広汎性発達障害の子どもは原因に対しての反応が独特で、通常は傘をさす行動が、髪の毛を切ったり服を着替えたりと、個人によってバラバラな行動をとります。現在ムツオ君が起こしている行動は、原因に対しての結果であると予想されるのですが、その結果のみをいくら修正しようとしても難しいといえます。むしろ修正されると、広汎性発達障害の人たちは、『雨が降らないように傘をさす』というように原因と結果が逆になる行動をとることもあり、周囲から見ると問題行動の頻度も内容も増えていくようになります。加えて、原因にあたることがわからなかったり、わかったとしても取り除くことができないこともあります。ここで言えることは、このまま学校に行くことは多くの原因に遭遇し問題行動が増え続けることになるため、例えば2週間くらい学校を休んで、家庭の中で極力原因の発生しない状況で本人の主体性を回復させてみましょう。その間、お母さんと学校の先生が話を進めて、どのような学校環境がよいのか、例えば通学開始後はクラスではなく、職員室や図書室での学習を認めるなど検討してみましょう」

まじめな教師も母親も、筆者の話をメモすることに精一杯で、特に質問はしなかった。特別支援学級や特別支援学校では、通常学級と比較して、確かに学校内の設備や教員の人員配置などさまざまな配慮があるが、それを運営するのは人である。ムツオの通っている学校では、学級内の子どもの行動について、校内や特別支援教育コーディネーターとの連携が十分ではなかったことに加えて、診断の見落としも相まって、学習に関する支援のみに重点がおかれ、学校生活全体への支援が不十分だった。そのため経験の浅い担任と母親の間では適切な対応策がないばかりか、両者が不安になることで、ムツオ自身も不安を感じてさらなる問題行動を起こすという悪循環を呈していた。
　ムッオは通常学級ではむしろ、授業中に細かい指示を出されることなく比較的自由に過ごしていた。一方、支援学校では、さまざまな障害のある児童のいる環境になじめなかった。またきめ細かく指導されることが、かえって混乱する原因を増やしてしまった。少なくとも、支援学校（ムツオは広汎性発達障害なので特別支援学級も選択肢）へ移籍しさえすれば、学校での学習・生活環境がよくなるという安易な考えは持つべきではないだろう。

　78ページでも述べたように、発達障害の子どもにもそれぞれ個性があり、また生育歴やＩＱ（Intelligence Quotient＝知能指数）のばらつきも大きい。特に広汎性発達障害の子どもは、こだわり、興味関心、苦手なことが、個々人によりバラバラなので、その子を支援するうえで、好きなこと（物、者）、嫌いなこと（物、者）やこだわりを確認するのは最低限必要なことである。通常学級であっても特別支援学級（または学校）であっても、家族や支援者から十分に話を聴いて「個別の支援プラン」を作成することが重要である。

3　不登校になったら、成長を温かく見守ればよいのか？

不登校を呈した子どもは葛藤が強く、学校に行かないことに罪悪感を抱いているが、一定の時間

学年	小2	小3	小4	小5	小6	中1	中2	中3
25年度人数	1,806	2,791	4,291	6,127	8,010	22,390	34,316	38,736
前年から継続	509	908	1,481	2,248	3,189	6,318	16,704	23,792
%	28.2%	32.5%	34.5%	36.7%	39.8%	28.2%	48.7%	61.4%

文部科学省、平成25年度「児童生徒の問題行動等生徒指導上の諸問題に関する調査」について

3-2　前年度から不登校が継続している児童・生徒

が経過すれば、再び学校へ通いたいと考えるようになることが多い。葛藤や罪悪感の強い時期に、登校刺激（学校に行くことを強く促す）をすると、子どもを追い込み、怒りや悲しみのエネルギーが出現するため、自立や成長を温かく見守ることが原則であるとされてきた。

たしかに、無理な登校刺激の結果、家族に暴力をふるったり、学校に通うことへの恐怖心を増幅させることがある。また3分の2程度の子どもは、復学が可能になる。

文部科学省による不登校の調査結果報告には、前年度から不登校が継続している児童・生徒の割合が示されている。（3-2表）

不登校になった児童・生徒の中に、発達障害の子どもの割合が高いことが注目されてきている。齊藤万比古氏らの報告によれば発達障害と診断され経過を観察している子どもで不登校になったのは10%程度で、その割合はADHD、広汎性発達障害、学習障害の順で多くなる。一方、不登校になって医療機関を受診した子どものうち、新たに発達障害と診断された子どもの割合は、報告により幅があるものの30%程度だという。すでに何らかの支援を受けている子も含めて、発達障害の子が不登校児になる割合は、発達障害ではない子どもよりも明らかに高いと言えるだろう。

筆者らの経験では、広汎性発達障害の人は「自己防衛」のために「ひきこもる」ことがある。それは、学校や職場などの人の多い場所が不快な感覚刺激にあふれており、そこから逃れるためであることに加えて、人が多いため多くのこだわりやコミュニケーションを図るうえでの負担が発生するためである。

事例10　不快な情報を避けて不登校からひきこもりに（ナナオの場合）

ナナオ（仮名）は17歳の男性である。長期間の不登校と強迫的な手洗い行為（不潔なものを触った後の不安が強く、執拗に手洗いをおこなうこと）があり、医療機関を紹介されて筆者のところに来院した。乳幼児健診で発達の異常を指摘されたことはなく、幼稚園通園中は、一人でいることが多かったが、幼稚園では特に問題とされることもなく、また言語発達の遅れなど、その他の問題も指摘されることはなく、小学校は通常クラスに入学した。

ナナオは、小学校入学直後から、多くの同級生の会話の真意がわからず恐怖を感じていたという。また授業が始まると、自分がやりかけているお絵描きなどを中断されることが不満で、絵を描き続けていたところ、担任に注意され、突然担任の顔つきが変わった理由が理解できず、恐怖を感じたという。同じ状況がくり返されて、担任に注意されることが増えたが、そのことの意味が理解できなかった。ナナオは、登校の時間になると体調不良を訴え、小学校一年生の二学期からときどき学校を休むようになった。担任は、ナナオが他人の会話が理解しにくいことから、軽度の知的障害があると考え、母親に特別支援学校の利用および教育相談機関等への相談を勧めた。しかし、ナナオは、特別支援学校や教育相談機関の見学も、身体の不調を訴えて行くことができず、結局、母親が何度か支援学級についての説明を聞くだけで、原籍校に在籍したままだった。

小学校三年生の時には、ほぼ不登校状態になり、学校に行こうとすると身体不調を訴えるが、家庭にいると安定していた。たまに身体不調で小児科を受診することはあるものの、不登校状態であることは相談せず、家族もナナオも、学校に行けないことはそれほど重要視していなかった。小学四年生頃から、家庭の中で、しょっちゅう手洗いをおこなっていたが、六年生の冬に、手洗いをくり返すために肌荒れがひどく、小児科で塗り薬を希望した時に、不登校状態と病的な手洗いがあることを指摘されて、筆者のところを受診した。

初診の時は、ナナオは「手が荒れて困る」ことは訴えていたが、病的な手洗いや不登校状態についての問題意識はなかった。学校に行けないことの葛藤が強い一般の不登校児とはまったく異なり、学校に行かないままで安定した状態だった。

何回か外来で診察を重ねるうちに、ナナオの広汎性発達障害の症状が確認できた。急発進したバイクの大きな音を診察室内で聞き取った時に、ナナオは耳を塞いで極端に嫌悪した。母親は、生後早期から聴覚過敏があると言い、ナナオはバイクの音を聞くと、同時にバイク事故の映像が目に浮かび、さまざまな恐怖を感じると述べた。対人性の障害は、学校に行かず家庭の中だけなのでめだたなかったが、質問に対して的確に答えることが難しく、自分が言いたいことを先に話す傾向が強かった。電車の話やニュースの報道など自分の話したい内容に関しては、聞き手の様子を確認せずにいつまでも会話を続け、言いたいことをすべて言わないと、次の話題に進むことができなかった。その一方で、自分に興味のない話には、たとえ筆者からの体調の質問であってもしばらく口をもぐもぐさせた後、「特に変わったことはありません」と言い、会話の成立や持続がしばしば困難で、母親が、前回受診からのさまざまな出来事を何度か補足説明した。

ナナオの手洗いは、「汚いと思うから手を洗っているのではない」ことが確認できた。それは、さまざまな不快な感覚刺激への対処法であって、ナナオ自身が、これで大丈夫だと思い別の行動ができると思えるまでそれを続けていると述べていた。手を洗い続けることの苦痛はなく、あくまで不快な状況から脱却するための行為であり、その結果として手が荒れているということだった。

ナナオは、中学校にはまったく通うことなく卒業した。しかし、中学卒業後も、高校進学という選択肢を考えず、仲間との交流を持とうという意思も見られなかった。同年代の仲間がいないことに関しても、葛藤を持っている様子はまったくなかった。一方、在籍校では、ナナオは軽度の知的障害がある不登校児としか把握しておらず、母親が時に市の教育相談に通っているということで、ナナオの生活実態を詳しく確認しようとはしなかった。これらは、母親からだけの情報ではあるが、それが事実であれば、学校側も、家庭での健康状態は良好なのかどうかをもう少していねいに確認するべきであった。
ナナオは、不登校から連続してひきこもり状態になっている。しかしその要因は、「さまざまな不快な情報（感覚過敏なども含む）からの逃避」であり、家庭の中など、自分が安心できる環境で、「不快な情報からの自己防衛」を図っている。ナナオのひきこもり状態は、感覚過敏に対する周囲からの配慮と、本人なりの対策がなければ、改善は困難と考えられる。このような状況で、筆者が医療支援者の助言としてナナオに就学や就労を勧めるだけでは、現実的な解決策には結びつかない。「感覚過敏からの自己防衛」や「不快な情報への対処法」などについて、筆者としては、まず、例えば、手洗いは5分と時間を区切って終わらせる、などの具体的な指示をおこない、できるだけ短時間に次の行動に進めるように助言を続けながら経過を観察し、その後、就労支援機関と連携をとることをめざしている。

筆者を含めて、多くの医療関係者は、不登校状況にある発達障害の子どもは、同時にひきこもりの状態を呈しやすいため、早期から積極的な支援策を勧めている。なお、ここでいうひきこもりは、厚労省の「ひきこもりの評価・支援に関するガイドライン」による概念を用いた。思春期のひきこもりを、「様々な要因の結果として社会的参加（義務教育を含む就学、非常勤職を含む就労、家庭外での交遊など）を回避し、原則的には6カ月以上にわたって概ね家庭にとどまり続けている状態（他者と交わらない形での外出をしていてもよい）を指す現象概念である。（以下略）」という定義にもとづいている。単に不登校の定義である年間30日が6カ月以上と、期間が長いというだけでなく、おおむね家庭にとどまり続けて、家族以外の他者との接点を持たないこと、それに加えて、ナナオのように、通常では気づかれないようなささいな出来事のくり返しが、不快なトラウマ体験となってしまい、学校に通うことでそれが強化されてしまうことになりうる。もちろん、成績不良や叱責、いじめなどのどの子にも起こりうる要因もある。発達障害の子どもが不登校になった場合には、トラウマ体験を忘れることがいっそうむずかしく、しばしば投薬や精神療法などを要する。あわせて、学習に関しては原籍校だけではなく、支援学校や教育機関外での支援などさまざまな選択肢を提示しながら支援していく必要がある。

4 安易なカウンセリングは当事者の混乱を深める

精神疾患の心理的な支援は対話形式によるカウンセリングが中心である。一般には、「受容」「共感」「支持」という対応を基礎にしている。しかし、発達障害、特に広汎性発達障害など自己認識に不具合がある人は、その原則が役立たないどころか、かえって混乱を深めることがある。

発達障害の人への対応の原則は、「傾聴と共有」である。発達障害者の世界観がどのようなものかは、当事者でなければわからない。無理にわかろうと努力することは当事者にとって負担になることがある。さらに、その困難さは当事者一人ひとりで異なるだけでなく、同一人物でも場面や状況で異なってくる。「傾聴」とは、当事者が混乱している状況に耳を傾けることである。「共有」とは、原因はともかく、当事者が困っている状況にあるという事実を互いに認めることで、現実的な対策を相談、助言することである。発達障害当事者には、暮らしの中で次々と困った状況が到来する。その場をどう切り抜けて、次の状況に対面するのかが重要で、前の困った状況が続いたまま新たに困惑する状況に対面すると、さらに不可解な思考や行動をとりかねない。「よい」「ダメ」などの端的な助言は、当事者が納得し受け入れやすい。自分の思考や行動をまずは完結できるからである。一方、「いっしょに考えてみよう」などの疑問系、受動的な指示、「私にはあなたのことがわかる」といった共感は、混乱を深める。当事者自身の解決力がいつまでも身につかないと思われるかもしれないが、混乱を持続させないことが優先である。

事例11　就職活動のストレスから混乱してしまう（ハチロウの場合）

ハチロウ（仮名）は、知的には問題のない広汎性発達障害の男性である。大学は卒業したものの、就職活動は失敗の連続で、実家の自営業とその関連のアルバイトをしながら、就職活動を続けている。ハチロウは大学卒業までは、比較的周囲への適応がよかったが、就職活動で挫折した。ハチロウのストレスの背景には就職活動があった。

就活に失敗後、ハチロウから筆者への相談内容には、「原因と結果が独自の因果でつながっている」ことがしばしばあった。例えば、「自分が欲しいものを購入しようとしたら胸が痛くなった」という訴えをしたことがある。端的に言えば、「原因は就職活動のストレス」であり、結果は「それから逃れる方法を考えてしまう」であるが、その方法として「欲しいものを購入したい」が、その行為は自身が決めている規則に反するため、「心苦しい」のである。ハチロウは自分が最も困ること、すなわち「結果」のみで筆者への質問すなわちコミュニケーションを図ろうとしているのだが、質問を受けた側からすると「原因は一体、なんだろう?」と原因を聞いても的外れな答えが返ってくることがあり、双方向的なコミュニケーション（聞き手が意図していることを考えて適切に話を展開すること）が成立していない。

彼の「規則」は、広汎性発達障害の人に広く適用することはできない、あくまでハチロウ自身の「独自の理論」である。それは、以下の通りである。「就職するということは大人になることである」→「大人になるということは子どもの遊びはできない」→「子どもの遊びを考えてしまう自分自身は未熟で修業が足りない」→「そのようなことを考える自分には罰則（「罰則」とは罰そのものでなく規則のことだが、ハチロウ自身が生活全般に、個別に厳格な規則を設定しているため、あえて「罰」ではなく「罰則」と記す）を与えなければならない」→「罰則の恐怖を考えると胸が痛くなる」ということである。ちなみに欲しいものはプレミアム価値のあるゲームソフト、罰則は遊園地の恐怖感を味わえるアトラクションである。前者は社会通念上大人が購入しても何も問題のないことだし、後者はハチロウ自身が苦手なものではあるが、なぜそれを罰則とするのか?

そもそも罰則を設ける必要があるのかについては、ハチロウに確認しても混乱を深めるだけで解決法にはつながらない。家族は、「受容と共感」的な対応をおこなっていた。「そんなことは考え過ぎだ」「大人でも遊びたい時はある」「罰則は考える必要がない」「怖いアトラクションに乗るのであれば、いっしょに乗る。乗れたら千円出すから克服すればよいではないか」。「就職＝大人になる」「遊びを考える＝罰則」に関して、家族も理解しようとし、そのうえで行動修正を考えていたのである。

もう少し細かく確認すると、胸が痛くなった原因は「購入する場所へ向かう途中、遊園地の近くを通り、罰則としているアトラクションが見えた」ことだった。その原因の背景には、前に記したような「独自の理論」が存在した。大学卒業程度の学力があるハチロウであっても、混乱をきたした時には、コミュニケーション能力と一般社会の問題解決能力は、小学生低学年レベルと推測される。

そこで「傾聴と共有」とはどのような対応だろうか？　ハチロウは、質問したいことを毎回ノートに書いて持参し、筆者のアドバイスを赤字で書き込んでいく。ノートを開いて、質問事項について一通り話をさせることも傾聴につながる。質問の量にもよるが、一通り読むのは長くても2分程度である。その内容に反論したり、質問を返して理解しようとするのではなく、ハチロウが困っている状況として、その情報を全体としてそのまま「共有」する。次に助言の方法である。端的に大丈夫であると伝え、新たな「規則」が生じないようにする。

ハチロウは就職活動をおこなうのに際し「大人にならねばならない」という考えが生起する。英語が好きなハチロウには「……せねばならない＝must」を考えたらそこで思考をストップすることを助言した。「must の発想は停止」という大原則をつくることで、独自の思考の悪循環を止めることとなる。ハチロウは、「must が出たらやめる」とノートに赤字で書き込んだ。ハチロウが must の発想に陥ったら、いろいろとそれを解釈したりせずに、まずはその発想を止めて、次の事項に行くことを説明した。状況の共有である。就職活動は、ハチロウにとっての持続的なストレスであり、たびたび must の発想が現れる。非当事者には同じ体験や発想と思えても、当事者は別のことと受けとめる。例えば、同じ仕事で9時に行くことと9時半に行くことは別のこと、情報をネットで得ることと本で得ることも別のこと、などである。

しかしハチロウは、家族には「胸が痛くなる」「5年前に戻りたい」などの現況や結果を先に話す。通常の診療であれば、その内容について質問したり、簡潔な助言をおこなうが、ハチロウの場合は淡々と話をさせ、それを傾聴する。家庭では1分程度で一区切りとなり、例えば、「5年前、学生の頃は子どもであり、ゲームをするのはよかったが、就職活動をしている今は大人にならねばならないのに、どうしてもゲームが欲しくなり、胸が痛くなった」などと淡々と説明し一区切りする。そこで「ねばならない＝must の考えが出たね」とアドバイスをする。次の「規則」が発生する前に考えを停止し、日常生活の優先事項、例えば、食事をする、アルバイトに行く、などに取りかかるよう説明した。

ハチロウの場合だけでなく、広汎性発達障害の人は、過去の体験を新たな課題に応用することが苦手である。例えばそれまでと行き先が異なる、近くにいる人が異なる、同じ人であっても左側にいるか右側にいるかで、真新しい体験になってしまい、新たなこだわりが起きることがある。「経験を蓄積して学習することができない」とも言えるし、言葉を換えれば、「わずかな違いでも一つひとつが新しい体験になり、そのつど自分で独自の対処法をとる」ことになる。一つひとつが真新しい体験となることは広汎性発達障害の人に共通であるが、個々人の対処法はまったく異なり、とても周囲の人が「受容する」「共感する」ことはできない。

広汎性発達障害の人ほどではないにしても、ADHDの人や学習障害の人も、ある程度過去の体験を応用することはできても、優先事項の順番がしばしば混乱する。

発達障害の人の問題行動は、原因がわからないことがしばしばある。また優先順位も混乱する。発達障害当事者が「困っている」ことに耳を傾け、無理に理解しようとせず、困っているという情報を共有し、現実的な解決方法（時には一時しのぎと思えることがあってもかまわない）を提示することが重要である。ハチロウおよび家族には、must の考えが出たら、ピリオドを打ちその考えを終わらせて新たなことを始めることと説明しているが、先ほど述べたように、就職活動のストレスが続く限り、応用が利かない。外来で筆者の病院を訪れて心配事を話し、筆者はそれを傾聴し、「大丈夫ピリオド、はい終わり」などとアドバイスしている。短時間であっても診察で「傾聴と共有」をおこなうことで、ハチロウの混乱は解消するが、次の受診の時には、ほとんど類似の質問を受けることのくり返しである。

5 進学指導にはどんな配慮が必要か?

進学には中学、高校、大学への進学があるが、ここでは大学進学問題について述べる。

一般に進学指導では、本人の偏差値や特性をもとに、なりたい職業に有利な大学・学部や、より多くの資格を取得できる大学、可能な範囲でより偏差値の高い大学、などが優先される。一方では、通学環境、学生生活、単位取得上の問題などは細かく指導されないことが多い。

大学生活では、多くの単位を取得する、資格をとる、サークル活動に励む、ボランティアにも励みたいという学生の希望を耳にすることがある。大学の規模が大きく、また学生の授業の選択幅が広いほど、選択肢が増えることになり、多くの高校生は、そのような学校を選択する。

第4節で述べたが、発達障害の人は複数の事柄に優先順位をつけること、複数のことを同時並行でおこなうことが苦手である。筆者は発達障害の人の進路指導について、以下のようなアドバイスをしている。

① 自由度の高い学校はかえって混乱をきたすことがある。
② 継続できることを第一(最も優先順位を高く)に考える。

③進学先に客観的に本人の情報を伝えること。またその情報への理解が得られやすい進学先であることが望ましい。

④勉強の出来に科目によって偏りがあることを念頭に置いておく。苦手そうな科目の単位取得の方法（必修か選択か、成績評価の方法はどうかなど）について可能な限り情報を入手する。

⑤「行きたい学校＝肯定的要素が多い」よりも「行ける学校＝否定的要素が少ない」方が重要となることがある。例えば、偏差値がより高い、なりたい職業に有利で行きたい学校があっても、通学に時間がかかる、大規模校で学生の自主性が必要とされることで混乱をきたす、不快な感覚刺激が多い、など否定的な要素が多い学校は避けた方がよい。

事例12 **通信制大学に進んだがやりたいことができない（フミの場合）**

フミ（仮名）は22歳女性。現在、通信制の大学に籍を置いている。フミは小学校五年生の時に、筆者のもとを受診した。クラスでいじめに遭っていた、同級生の男の子に恐怖を感じる、そのため不登校傾向となっているので、どうしたらいいかという相談である。

それ以前もフミはマイペースで、会話は「因果関係」「不確実性」など同年代の子どもはあまり使わないような難しい単語を好んで使い、抑揚のない平坦なイントネーションで早口でしゃべるなど話し方に特徴があり、難解な漢字を書くことに興味を持っていた。そのようなフミの言動に担任が適切に対応し、五年生まではさほど問題になることもなかった。

しかし、五年生になりフミが第二次性徴期を迎えて、対人トラブルが顕在化した。身長が伸びて、掃除の時間に中腰になると下着が見え、腹・腰・臀部が露出することもあった。担任が注意をしても、本人は気にする様子がなく、同級生からは冷やかしを受けたが、フミは、「冷やかす子が悪い、掃除は一生懸命やっているのだから、自分の気に入った服を着て悪いことはないはず。ズボンではなくスカートをはき続けたい」とかたくなに主張した。ほどなくして、フミに生理が始まり、生理用品を使用するようになったが、無造作に胸ポケットに入れて学校に行ったことで、同級生からいじめを受けるようになった。フミには対人性の障害があり、思春期特有の「羞恥心」という感覚を持ちにくいためであった。丈の長いスカートを着用する、生理用品は内ポケットに入れてめだたないように携帯するなど、具体的な助言をすることで、いじめもなくなり、再び学校に適応することができ、フミが中学二年生の時、筆者の診察も終了となった。

8年ぶりに母親とともに来院した。母親の相談事項は、フミが大学になじめず休学しているが、いつまでも休学を続けるよりも就職活動をした方がよいのではないかということだった。ところがフミは、「今は仕事をする希望はありません」「専業主婦になるのが希望です」「洗濯と料理は好きだけど、アルバイトをする必要はありません」「収入はなくてもいい」「大学に通わなくてもそのままでよい」などと言い、休学状態を維持することを希望しているように思えた。

フミの母親は、大学に通えないのであれば、就労を勧めないと、このままではニートになってしまうと心配していたが、どのような仕事が適しているのかわからないと述べた。さらに、仕事はマイペースでは困るだろうが、求められる時間内に課題ができない娘には難しいのか、それにもかかわらず人と接するのが大好きなので何とかできないか、などと心配はつきなかった。

中学校三年生以降、受診をしていない期間のフミの様子を確認した。母親の説明では、高校は発達障害に理解のある私学に通学していて、特に問題がなかった。高校時代もマイペースで、好きな勉強しかせず、体調が悪い時には学校を休んでいたが、試験の成績はよかったという。大学進学を希望していたが、高校の進学相談で、一般の大学では学業面というよりは、大学での生活になじめないであろうと指摘され、通信制の大学に進学することとなった。ところが、進学したその大学では、レポート提出など「結果」のみで判断されることが多かった。フミはレポートを作成する際に、細部にこだわりレポートが提出できないことがしばしばあったが、途中の努力は評価されず、レポートを提出しないという否定的な結果が示されるのみだったため、そのような課題や評価方法は徹底的に受け入れない結果、休学することになったという。フミに確認したところ、「今は話したくありません」と現在籍を置いている大学に関して話題にすることも避けていた。

フミは受動的な学習を好まず、主体的（能動的）に学習したいと考えていたが、通信制の大学では逆に一方的に課題を与えられ、結果のみで判断されるという経験をくり返していたため、これ以上受動的な経験を重ねることを避けようとしていた。フミは高校の時には理数系の勉強が好きだったが、高校からは、その進路を否定され、単位を取得すれば卒業できる通信制の大学（芸術系）に進学したのだった。

このままでは大学での授業と同様に、就職活動も受動的な経験となってしまいそうで、母親の心配とは逆に、フミはそれを受け入れがたいと考えていた。そのため、筆者はフミに、主体性（能動性）を回復する、すなわち「これまでやりたかったが、できていないこと」に取り組むよう助言した。現時点では、大学を中退することも、就職活動を始めることもせず、自分のやりたいことをやってみようとを提案したところ、フミは「わかりました。次の診察は6月7日の15時に予約をお願いします」と答えた。

8年前の診察の時からフミの行動として、診察が終わると、筆者が予約の確認をする前に、必ず自分から受診の日時を決めていた。母親の予定を確認することなく日時を決めたがるため、母親から制止されて日程を変えることもあったが、診察の予約は「自主的に」決めていた。フミは久しぶりに「自主性」「主体性」を取り戻したのかもしれない。

フミの母親には、まずは1～2年と時限の設定は設けながら、フミが自主的にやりたいことをおこなわせて、少し長い目でフミの成長を見守るよう助言し、母親も納得した。フミは現在、好きな勉強をしている。今後、新たな大学を探すのか、勉強がひと段落したら、大学を中退して就職活動を始めるのか、フミ自身の判断を待っている。

フミの場合、大学進学に際して筆者は相談を受けなかった。進路指導では、継続できることを第一に通信制の大学に進学したが、フミの興味関心のある大学ではなかった。また、高校の先生が、発達障害のことを進学先に適切に伝えていなかった。さらに、一方的に課題を出されレポート提出という結果のみで判断する大学の成績評価の方法も、フミには合わなかった。家族は、いろいろな大学を調べていたが、学校の進路指導では、広汎性発達障害のあるフミに、「彼女には難しい」と、学校での成績から見ると不当に低い評価をして、本人の希望していた大学についての情報を確認することもなかった。

6　大学卒業と就職活動を同時におこなってよいか？

大学生活4年間で、学生生活を送りながら授業に出て単位を取り、卒業、就職活動をおこなうのは、どの学生にとっても容易なことではない。

日本では少子化の影響で、全体としては大学の受け入れ人数と進学希望者のバランスが崩れつつあり、入学希望者の選択肢が増えている。一方、就職は同年代の卒業生との競争だけとは限らない。転職組、退職後再雇用組、そして一部では外国籍の人との競争もある。また経済状況や会社の経営方針などの影響も受けやすい。大学や専門学校の数と比べて、就職先の数ははるかに多い。

他方、他の先進国の大学教育の影響もあり、大学の単位取得や卒業要件が厳しくなりつつある。

例えば、通年で1科目の単位を取得できるのであれば、年度末の試験やレポートをがんばればよかった。ところが現在は半期科目が一般的で、中には四学期制の導入で、そのつど単位の取得を求められることになる。

筆者が外来で、発達障害当事者から聞いた、大学生活で起こる困難の生じやすい状況について具体的にまとめてみると――、

①**時間割**　短期間に学生要覧（最近は電子化されてより詳細になりつつある）を確認し、履修登録をおこなうことは大変困難な作業である。

②**受講**　クラス単位での活動がないため、時間割に沿って、指定された時間に指定された教室に行き、座席を選び、講義を受けることも負担になる。特に広汎性発達障害の人は、急な休講や教室変更の際には臨機応変な対処ができず、授業に集中できず混乱する。

③**試験**　成績の評価方法や試験の時間割を何度も確かめ、さらにはその情報を、周囲の人が辟易《へきえき》するほど何度も確認することがある。試験を受ける時間や教室も、そのつど確認するのは容易なことではない。学習障害の人は、読んだり書いたりすることに時間がかかってしまい、時間内にすべてに解答するのが難しくなる。

④**グループ活動**　ペアワーク、グループディスカッション、グループ発表など、期限があり、複数の学生で分担し、大人数の前でプレゼンテーションが求められることがある。発達障害の人はこれらが苦手である。知らない学生といきなりグループを組むこともあり、高度の対人スキ

ルが求められる活動は、特に広汎性発達障害の学生には困難なことである。

⑤**教員との関わり**　大学では教員の裁量が大きい。各教員の教育観を理解し対応する必要があるため、発達障害当事者は何度も担当教員に確認する。教員によってはそれを問題行動ととらえて、不利な扱いをする。授業を選択する際、授業の中身よりも、時には教員との関わりの方の優先順位を高くして決めねばならない。

⑥**職員との関わり**　事務窓口での対応は基本的に事務的であり、学生には自己責任が求められる。さまざまな特性を持つ学生に対し学内で共通理解がなされ、学生の特性に合わせた対応がなされればよいが、現状では容易ではない。

⑦**学生相談センター**　職員が、相談者が診断のついていない発達障害の学生である可能性を念頭に置いていないと混乱を深めかねない。

次の事例は、大学生活では、必要な配慮を受けて適応できていた広汎性発達障害の男子学生である。

事例13　**就職活動で失敗をくり返す（キュウタの場合）**

キュウタ（仮名）は22歳男性。大学卒業時に就職先が決まらず、現在就職活動をおこなっている。小学校六年生の時に、学校で感情のコントロールができないということで、小児科を受診した。知能は正常で、言語理解はよいものの、こだわりが強くコミュニケーションが成立しにくいことで広汎性発達障害と診断されていた。その当時、同級生にいじめられ、学校に通うことが困難になって、筆者のところを紹介されて受診に訪れた。抗不安薬を使用していた時期もあったが、中学、高校は、周囲の理解もあり、通学することができて内服薬も使用せず、診察も中断していた。

高校三年になって、キュウタは再び大学受験に関しての相談で受診した。自宅から遠い大学や学生が多く授業やサークル等の選択が多い大規模校はキュウタには不向きで、小規模で、卒業までのカリキュラムが大方決まっている大学に進学した。

大学入学後、キュウタは学校には慣れたが友だちはできていないと述べた。しかしサークル活動には参加したくないし、ゼミの仲間とも積極的な交流はなかった。そのため、学業や進路のことは、学生相談センター担当の教職員に相談することが多かった。一～二年生までは、与えられた課題をこなすことで単位が取得でき、特に「困り感」もなかった。しかし三年生になると、自主的にレポートを作成する演習形式の講義が増え、また同級生は就職活動を始めたが、キュウタは、同級生から情報を得ることが困難だった。そのためゼミ担当の教員に逐一確認した。担当教員は、キュウタが細部にこだわることや応用が利かないことを疑問に思ったため、キュウタは自分が広汎性発達障害であることを教員に伝えた。担当教員自身も、キュウタが広汎性発達障害ではないかと考えていたようで、学生相談センターと就職部にその情報を伝え、また社会的な支援を求めるように医師と相談することも勧めた。

担当教員の指導と配慮で、レポートは何とかこなせたものの、就職活動が本人の負担になった。エントリーシートを作成し、複数の企業や職場を掛けもちで応募する同級生の様子にキュウタは驚きを隠せなかった。一方、キュウタの家族は、彼の就職について不安を感じていたため、筆者は発達障害者支援センターに就職を中心とした今後の相談をすることを勧めていた。また知人からは、いきなり就職するよりは、何らかのアルバイトを経験した方がよいのではないかとアルバイト先を紹介されていた。キュウタは、卒業までの単位取得と就職活動、そして発達障害者支援センター通い、さらにアルバイトのことで混乱して、倦怠感と不眠、食欲不振があり、人からいつも批判されるという思いが強く、何も手につかないと述べた。

そのため、筆者は優先順位を決めることを勧めた。具体的には、まず卒業を確実にすること、それ以外のことを同時に進めるのが負担であればおこなわず、同時に進めることができるなら、就職活動の目標を1社だけに絞り込むことを助言した。キュウタは無事に卒業することができたが、卒業に必要な単位取得が確実となるまで就職活動はできず、卒業が確定した3月から就職活動を開始した。

キュウタは家族と相談し、発達障害者支援法を利用して、自分の広汎性発達障害を告知したうえで就労支援を受けることにした。自宅近くの発達障害者就労支援センターのHPを確認したところ、まずは相談の日時を電話で予約することが必要だった。しかしキュウタは電話で見知らぬ人に用件を伝えることが苦手（広汎性発達障害の人共通の特性）なため、母親が電話で予約をした。

予約日にそこを訪ねると、職業能力評価（アセスメント）ということで複数の適性検査を受け、その結果をもとに適性があると考えられた数種類の職種をあげられて、それに関連する作業を支援センターでおこなうことになった。

数種類の作業を体験しながら適性をさがして就労に結びつけることは、キュウタにとっては負担であり、数回通ったところで、心身の疲労感が強く作業が手につかない状態に陥った。支援センターの担当スタッフにも、まずは主治医と相談するように勧められた。来院したキュウタの様子は、それまでと異なり、精神的にも身体的にも不安定で、うつ病の状態が見られたため、抗うつ薬を内服し、しばらく自宅で安静にすごすように助言した。

4週間で体調は回復していた。元来まじめなキュウタは、支援センターに復帰する前に知人の紹介でアルバイトを始めたいと話していた。筆者は、アルバイト先でキュウタの特性をすぐに理解してもらうのは容易ではないこと、就労訓練との両立は難しいことを助言し、支援センターのスタッフには、一つずつ期間を細かく区切って、就労訓練と支援をお願いすることとした。支援期間は2年間で、それまでに就労が決まり、安定して就労を続けられるかどうかの心配もあるが、それまでの期間は、定期的に受診し内服薬も続けるように助言している。

発達障害の人は面接が苦手である。特に広汎性発達障害の人は、面接官の質問の真意を理解するのに苦労する。また完璧に質問に答えようと細部まで準備をおこなうため、「手短に答える」ことがなされることもある。

面接官から見ると、逆に答えに窮している、質問に答えられない、といった評価ができない。

失敗体験のフォローも重要である。大学までは、それなりに優秀な成績を収めていた人が、就職就職活動で失敗をくり返し大きな挫折体験を持つことは少なくない。就職できたとしても、入社後に経営効率やさまざまな対人状況への対処を求められると、発達障害の人の特性は否定的な評価を受けがちである。一方、当事者にとっては、就職活動で挫折体験をくり返すことになる。就職先が決まらないことで、はじめて医療機関等を受診することもある。それまで、自分の障害特性を認めなかったり、支援を断っていた当事者が、そこではじめて自分の障害特性を認め、支援を受け入れることもある。

就職先を選ぶにあたっては、就労後の身体不調を可能な範囲で予測することが大切である。例えば、外回りが多いのか（職場環境の変化が多いと体力的な面だけではなく環境適応が難しくなる）、勤務時間や勤務内容の変更が多いのか、電話対応や接客が多いのか、産業医との相談体制があるか、などである。それらが仕事を続けられるかどうかの分かれ道になることもある。

7　心身症を抱えた人たちにどう対応するか？

第5章では、発達障害にはさまざまな精神疾患の合併が多いことについてふれるが、実際に診察

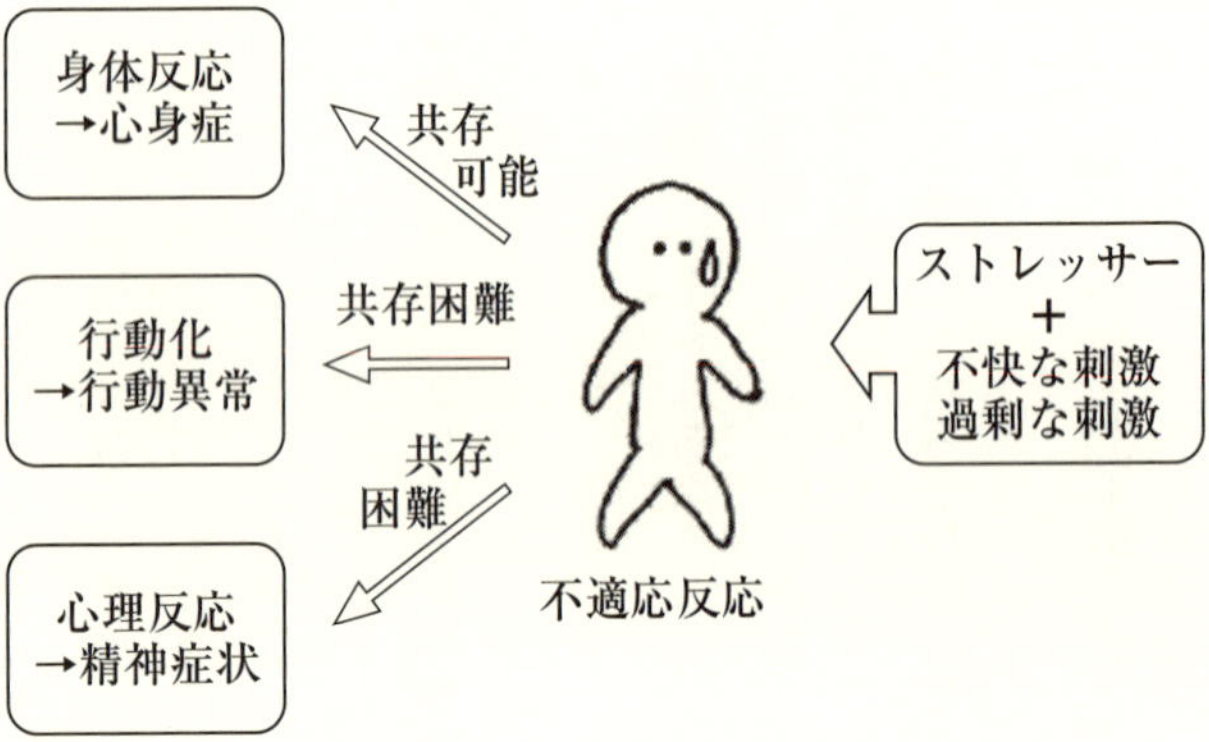

3-3　発達障害の人の「心身症と共存状態」

をして感じることは、当事者がいわゆる「心身症」の状態を呈していても、自身は、その事実に気づいていないかあまり気にしておらず、「心身症の状態と共存（ある当事者の言葉）」していると思えることである。すなわち、発達障害の人は日常的に心身の不調を抱えながら生活しているのである。支援にあたり、当事者が「心身症の状態と共存」していることに留意する必要がある。

心身症について日本心身医学会は、「身体疾患の中で、その発症や経過に心理社会的因子が密接に関与し、器質的ないし機能的障害が認められる病態をいう。ただし神経症やうつ病など、他の精神障害に伴う身体症状は除外する」と定義している。ここでは、心身症を「身体の（軽い）病気」「その発症や経過に心理・社会的因子が大きく影響している」という概念で、考えてみたい。

筆者は、発達障害の人が3-3図のように「心身症と共存状態」を呈しているととらえている。

発達障害の人は、脳機能の特性から「不快な身体刺激」

を感じやすいため、対人的なストレスに加えて、不快な身体刺激や過剰に感じやすい刺激もストレスの原因となる。簡単に言えば、「よりストレスを感じやすい」ということである。通常は、合理的にストレスを処理して適応反応を示すことで、ストレスを解消しているが、発達障害の人は「ストレス耐性が弱い」と表現されることもある。その場合、影響の出方として身体反応、行動化、心理反応のルートがある。最も影響が少ないのが身体反応としての表現（頭痛、腹痛、疲労感など）であり、ストレスに関してうまく適応反応できていないものの、心身症の状態を呈しながらも、それと「共存する」ことで、日常生活が可能となっていると、筆者は考えている。

以下はその事例である。身体の不調そのものは意識しているが、その原因については意識しておらず、積極的に対処をしようともしていない例である。

事例14　嫌なことがあると頭が痛くなる（ジュウヤの場合）

ジュウヤ（仮名）は中学校一年生男子。筆者のところへは、「集団行動になじめず同級生のからかいの対象になるなどの状況は、広汎性発達障害によるものではないか？」と母親が考えたため来診した。母親の話では、ジュウヤは、鉄道やニュース番組が大好きで、画像、動画に限らず実際に見たものなど視覚として得られる情報に興味・関心が集中し、その情報に関しては、周囲の人の興味の有無にかかわらず、評論家のように説明をすることがしばしばある。話を途中でさえぎろうとしても、それを意に介さず話しつづけ、母親はその話に辟易していた。一方で気の向かない話題は、まったく聞こうとしないことがあり、家庭の中でも常にマイペースだった。幼少期からその傾向が見られたが、幼稚園や学校では、ジュウヤ自身が友だちを誘うことはなかったものの、友だちから誘われると、それを断らずに遊んでいた。ジュウヤ自身はそのことを「友だちの誘いを断るのは悪いこと」「嘘をつくのは悪いこと（嘘の理由で友だちの誘いを断れない）」と決めていたためだと説明した。

これらのエピソードから見て、筆者は、広汎性発達障害と診断することは可能と考えた。母親からはさらに、ジュウヤの学校での不適応や頭痛に対する対応について相談を続けた。ところが、ジュウヤに話を聞くと、自身は自分に起きている問題について、まったく意識していなかった。例えば「頭が痛くなることがある」と答えるが、詳しく話を聞いてみても「嫌なことがあると、突然痛くなる感じ」と答えるだけで、どの部分が、どのような時に、どの程度、どのくらいの時間という質問には答えることができなかった。「学校は嫌だけど行ける」「学校は行かねばならないもの」とも答えた。

「無理に友だちに付き合うと疲れて頭が痛くなるのではないか？」という質問には、ジュウヤ自身の原則論について述べるだけで、頭痛との因果関係は考えようとしなかった。気が弱い人や神経質な人も、本来はやりたくないことや嫌なことを断れない場合があり、そのため身体の疲弊感を感じることもあるが、通常はその因果関係に気づいている。すなわち因果関係を理解しており、葛藤状態にあると推測できる。

また、ジュウヤの特性として、視覚情報の優位さがめだった。鉄道やニュースなど好きなものであれば、それらを積極的に話すことができるが、目に入る情報にはジュウヤにとって耐えがたいものもある。例えば級友が先生に叱られているところ、友だちへのいじめを目撃したこと、駅員に因縁をつける酔客を見たこと、などである。広汎性発達障害の人は、嫌な光景を忘れ去ることができず、何かのきっかけで、あるいはそのことを話題にすることでより強化されて、視覚情報として記憶に残ってしまうこともある。ジュウヤもその特性が顕著で、嫌な光景を見たことを他者に話すのも避けていた。ジュウヤの言う「嫌なこと」の中には、不快な光景を見たことが多く含まれており、自身で意識し説明することはできないが、頭が痛くなるという身体的な問題に還元している。つまり3-3図で示したように、心身症の状態を呈しながらも、行動異常や精神症状をきたすことなく、何とか学校生活に適応しているようだった。

ジュウヤにとって、外出すること、学校に通うこと自体が「不快な視覚情報を取得する=嫌なことを経験する危険度が増すこと」だった。さらに「不快なことが起こる要因」を自覚することなく、また他者に整然とそれを話すこともなく、特異な対処法をすることもあった。嫌なこと、例えば「駅員に因縁をつけている酔客を見た」とする。その場所を離れることは通常、誰もが理解可能な行動である。しかしジュウヤはその時に、どのくらい離れれば嫌なことが消えるのかわからず、歩いている感覚もないという。距離の感覚もなくなり、「足が勝手に動く」と述べていた。足が痛いという身体感覚の異変に気づくのは、何駅も先まで歩いた後だという。

広汎性発達障害の人は、感覚の過敏さがあり、何かを嫌だと感じた場合、慣れることがない、忘れ去ることができない特徴がある。周囲の人はそれを理解したうえで対処法を講じる必要がある。

広汎性発達障害の人も、身体の不調を感じることがあるが、興味・関心が体に向いていないと、適切にそれを把握できない。例えば不快な視覚情報に意識が集中していると、同時に感じている「空腹である」「トイレに行きたい」「暑い」「疲れている」などの身体感覚があいまいになってしまう。自覚があいまいなため、「暑い」と感じれば冷房の温度をどんどん下げてしまい、次に身体感覚を意識するのは「寒気がする」時になってしまう。その間に、家族が注意しても冷房の温度設定を変えることがない。

ジュウヤは眠れないと訴えることもしばしばあるが、これも視覚情報が優位なためで、眠ろうとする時に嫌なことが強く思い出されるため、眠れなくなる。このようなことは誰にでも起こることだが、広汎性発達障害の人は、その質も程度も異なり、そのエピソードが鮮明に詳細によみがえっていると推測できる。さらに、その出来事をそのまま忘れ去るのではなく、パソコンや新聞などで確認することが、記憶をより鮮明にしてしまう。家族は「遅くまで携帯をいじっている」程度にしか認識していない。ジュウヤをはじめとする広汎性発達障害の人は、ネット環境のもとで誰かと意見交換をしているのではなく、あくまで自分自身で確認することにこだわることで、かえって忘れることができず眠れないという悪循環に陥っている。

ジュウヤのこのような状態を「心身症の状態と共存」していると表現することもできるだろう。言葉を換えれば、「常に心身症の状態にあるが、周囲の人間にとっては重大に思えることも気にすることがなく、逆に周囲の人にはわからないが、本人にとってもっと重大なことに振り回されている」状態と言えるだろう。頭痛や疲労感などの身体反応を呈しながらも（あるいは呈することで）日常生活が可能となるのは、発達障害当事者の独特の「適応反応」と考えられるだろう。ある程度の心身症状態は、「適応反応」であり、医師や臨床心理士が強引に対症薬を使用したりカウンセリングをおこなうと、行動異常や精神症状につながってしまうかもしれない。過剰に身体反応に振り回されることなく、心身症という症状の存在は認めながら支援をおこなうことが、行動化や精神症状化をふせぐ方法ではないだろうか。

8　薬物治療は生活を改善するか？

日本の場合、保護者の多くは薬物治療を、できれば回避したいと考えている。一方、教育関係者は、学校での不適応がめだつ場合は、薬物治療を勧める傾向がある。授業中に歩き回ったり教室を飛び出す子どもに、診断を受けて薬物治療を勧める教師と、副作用があるから薬物治療を望まない家族、双方から相談を受けることもある。

発達障害者への薬物治療に関しては、155ページ以下でまとめて述べるが、現在日本で発達障害に関して認可されている薬剤は、ADHDを対象とした二種の薬剤である。しかし、子どもへの薬物治療は増えていることが報告されている。医療経済研究・社会保険福祉協会医療経済研究機構の奥村泰之氏ら（2014年）は、外来処方箋の23万3399件を分析して、全国で2002〜10年の9年間で子どもへの向精神薬（精神疾患の治療を目的として処方される薬剤）処方が増加していることを明らかにした。2008〜10年の患者のうち、6〜12歳における抗精神病薬（向精神薬の中でもドパミン作用を抑制する薬で、主に統合失調症の治療に使用される）の処方割合は0・23％、ADHD治療薬は0・37％であった。2002〜04年の患者と比較すると、抗精神病薬の増加は58％、ADHD治療薬は84％増加していた。13〜18歳でも同様に、抗精神病薬は43％の増加、ADHD治療薬は2・49倍増加していた。奥村氏らはその理由として、①子どもの精神疾患による受診者数の増加、②子どもの精神疾患に対応できる医師数や医療施設数の増加、③ADHD治療薬の承認、などをあげている。

しかしその一方で、増加している向精神薬は、広汎性発達障害による行動障害に関しては保険適応外使用であり、発達障害に合併する精神疾患に多く使用される向精神薬は、ほとんどが小児への安全性が確立していないとされている。増加傾向にある適応外使用薬の治験（治療効果だけでなく副作用などの安全性も含めた調査）を進めるとともに、薬剤使用の安全性を長期的にモニタリングできる体制を構築することが求められている。

もう一つの問題は、発達障害児に対する薬物治療が、症状は改善したとしても、本当に子どものQOLを改善するか（家庭、学校、友人関係などの日常生活の満足度が高まるのか）が明らかになっていないことである。ADHDの子どもを対象とした調査では、薬物治療によって問題となる多動性、衝動性などの行動は、多くの場合、速やかに改善する。しかし、不安や抑うつなどの合併する精神症状が改善するか、また、家族関係や対人・社会関係が改善するかについては、今なお明らかになっていないのが現状である。

薬物治療による効果は限定的であり、助言を続けながら経過を観察した例を示す。

事例15 **「ホメホメ帳」で自信がついた（カンナの場合）**

カンナ（仮名）は11歳、小学六年生の女子である。近所の小児科でADHDと診断されて、1年前からADHDの治療薬である〈コンサータ〉を処方されていたが、〈コンサータ〉を飲むと眠れないこと、眠れないことにストレスを感じて抜毛《ばつもう》（自身の髪の毛を抜いてしまう習癖）がひどいということで、筆者のところを紹介された。

家族は、両親とカンナと妹の4人暮らしである。父親が神経症で精神科通院中、母親も、カンナが小学校に入学する頃まで育児不安が強く、カンナを叱責することが多く、しばしば近くに住むカンナの母方の祖母に、面倒を見てもらうことがあったという。祖母が高齢となったため、またカンナの一家が引っ越しをしたため、祖母とは以前ほど往来がないという。

初診時、カンナの多動性・衝動性はめだたず、外来ではほとんど話をすることなく、質問にはうなずくのみだった。髪型を調節して抜けた部分をめだたなくしてはいたが、髪の毛だけでなく眉毛もほとんどない状態で、学校の中では否応なしにその容姿がめだってしまう状況だった。自宅で親が見ていない夜間に、特に抜毛癖がひどかったが、〈コンサータ〉の副作用である不眠と相まって抜毛もひどくなっていた。そのような状況でカンナは、月に数回は学校を欠席するようになっていた。

カンナは、ADHDの不注意の症状はあるものの、それ以上に抜毛と不安という二次合併症が深刻だった。筆者はADHDの治療薬を、〈コンサータ〉から不眠のない〈ストラテラ〉に変えた。〈ストラテラ〉は不安をとる効果が期待できる利点も考えた。抜毛は、強い不安からくるこだわりを抜毛行動で解消しようとした症状と考え、抗不安薬の一種である選択的セロトニン再取り込み阻害薬（SSRI）の一種〈デプロメール〉を処方した。カンナは、薬を飲むこと自体に不安があり、また抵抗感も強いため、薬の効果や副作用について時間をかけて説明し、より副作用の軽い薬を選択したことを伝えた。

薬を替えたことで、カンナの不注意の症状も抜毛も改善していった。しかしカンナは学校では、自分に向けられた同級生の些細な言動も過剰に受け止めていた。また、家庭の中での両親の意見の対立もめだっており、カンナは、「学校も家庭もつまらない」「楽しみは週末に祖父母の家に行くこと」と答えていた。何をしても母親からは叱られる、友だちからは相手にされないと思っているようだった。そのため、カンナは「どうしたら叱られないか？」「どうしたら友だちからいじめられないか？」と、否定的な体験を避けることばかりを考えていた。

くり返しになるが、カンナは、不注意、多動性・衝動性と抜毛という薬物治療の対象となった症状は改善している。しかし、自尊感情が低く、家族、友だち、勉強には以前と変わらず負担を感じていた。すなわち、カンナ自身が感じる生活の満足度は変わらないままだった。

そこでカンナと母親に、「まずはカンナちゃんとお母さんとで、できるようになったことを評価するようにし、それから次の目標を考えましょう」と提案した。そして相談のうえノートを購入し「ホメホメ帳」と名付けて、「忘れ物が減った」「部屋が片付いた」「抜毛が減った」などのよい結果のみをノートに記載することとした。

一方、母親に対しては、自身の子育ての悩みや家族の問題について別のクリニックで相談を受け、できるだけカンナの行動を肯定的に見るように助言した。さらに筆者の勤務する院内の臨床心理士と連携し、カンナと母親とを別々に診察して助言をおこなうこととした。母親が継続した相談を希望したため、別のクリニックの心理相談を紹介することにした。母親も自身の相談機関で、ホメホメ帳を記載していることを「素晴らしいこと」と称賛され、子どもばかりでなく自分を肯定的に考えることができるようになったと述べた。

カンナは、学校では音楽の時間が好きと答えたので、部活動を勧めてみた。吹奏楽部に所属することになったが、部員がお互いに干渉することが少なく、マイペースで練習することができ、朝早くから練習するなど、カンナは積極的に取り組めるようになった。

ホメホメ帳の記載が増えてきたところで、次に、母親がどうしてもカンナに改善してほしいことを確認した。その中で筆者は具体的なもの3点を選んで、「学校から家族に渡すものは帰宅後にすぐ母親に渡す」「着替えるものや、着替えたものを置く場所を決める」「部屋をきれいにする」ことにした。さらに「部屋をきれいにする」は親子で認識が異なるため、具体的に「部屋の中で必要な物／要らない物を分けて、要らない物は捨てること」とし、あわせて実行できたかどうか記載することとした。そのことで家庭の中の適応度をあげていくことが可能になった。

カンナの場合、薬物治療によって、不注意、多動性・衝動性、抜毛などの症状は改善しているものの、その副作用や薬物治療をおこなうこと自体に本人の精神的負担感もあり、その薬物治療が生活状況をよりよくしているかどうかは不明である。

発達障害者への支援は、治療対象とした症状が改善することのみを目標とせず、中長期的に、当事者の生活そのものがよくなっていくのかどうかを考えていく必要がある。

第4章　発達障害とはなにか

第1章では、発達障害の人がどのような不適応、混乱をきたしているのかを、事例を示して述べた。続いて第2章および第3章では、実社会で人びとが持ちやすい、発達障害に関しての誤解を、理解の問題と支援の問題に分けて述べてみた。ここまでで、発達障害についての現況はおおむね理解していただけたのではないだろうか?

発達障害について、さらに理解を深めて適切な支援につなぐには、現時点での正確な情報が必要である。そこでこの章では、広汎性発達障害、ADHD、学習障害の三つのグループについて、基本概念や病態に関しての中核症状(DSMの診断基準に記されている症状)、および近年の研究成果についてまとめてみる。

このような人びとにどのように対応したらいいかについては、これまでの事例でできる限り解説してきたが、ここでは、医学面からの支援方法にポイントを絞って述べてみることにしよう。

1　発達障害はスペクトラム（連続体）である

前にも述べたように、発達障害は「スペクトラム」と考えることが重要である。同じ診断名であっても症状は多彩で幅広い。例えば、ADHDの診断に用いられる尺度の一つにADHD-RS（Rating Scale＝評価スケール）がある。これは18項目の質問から成り、各0～3点で評価して、年齢、性別によって一定の得点以上をADHDの可能性があると判断する。同じ得点であっても、項目ごとの得点の分布まで区別すると、数千以上のタイプがあることになる。

広汎性発達障害の場合、**4-1図**のように、一般人とそれぞれのグループの間の線引きはないのである。広汎性発達障害では知的障害を伴うことも伴わないこともあるが、知的障害を伴わない人の方が多い。**4-1図**は、人口比と障害の程度をもとにした考え方を示しているが、一般人に比べて障害がめだつ人ほどその割合が少なくなるものの、その境界はあいまいなことを模式図で示している。

筆者は、発達障害を理解・診断するには、従来言われている知的水準の軸と中核症状の軸に加え、時間経過の軸もふまえて、X、Y、Z軸という見方が重要であると考えている。

仮にX軸を知的障害の程度、Y軸を中核症状、Z軸を時間・生育軸として、それを**4-2図**に模式的に示してみる。Y軸の中核症状についてはこの章の第2節から第4節で解説する。

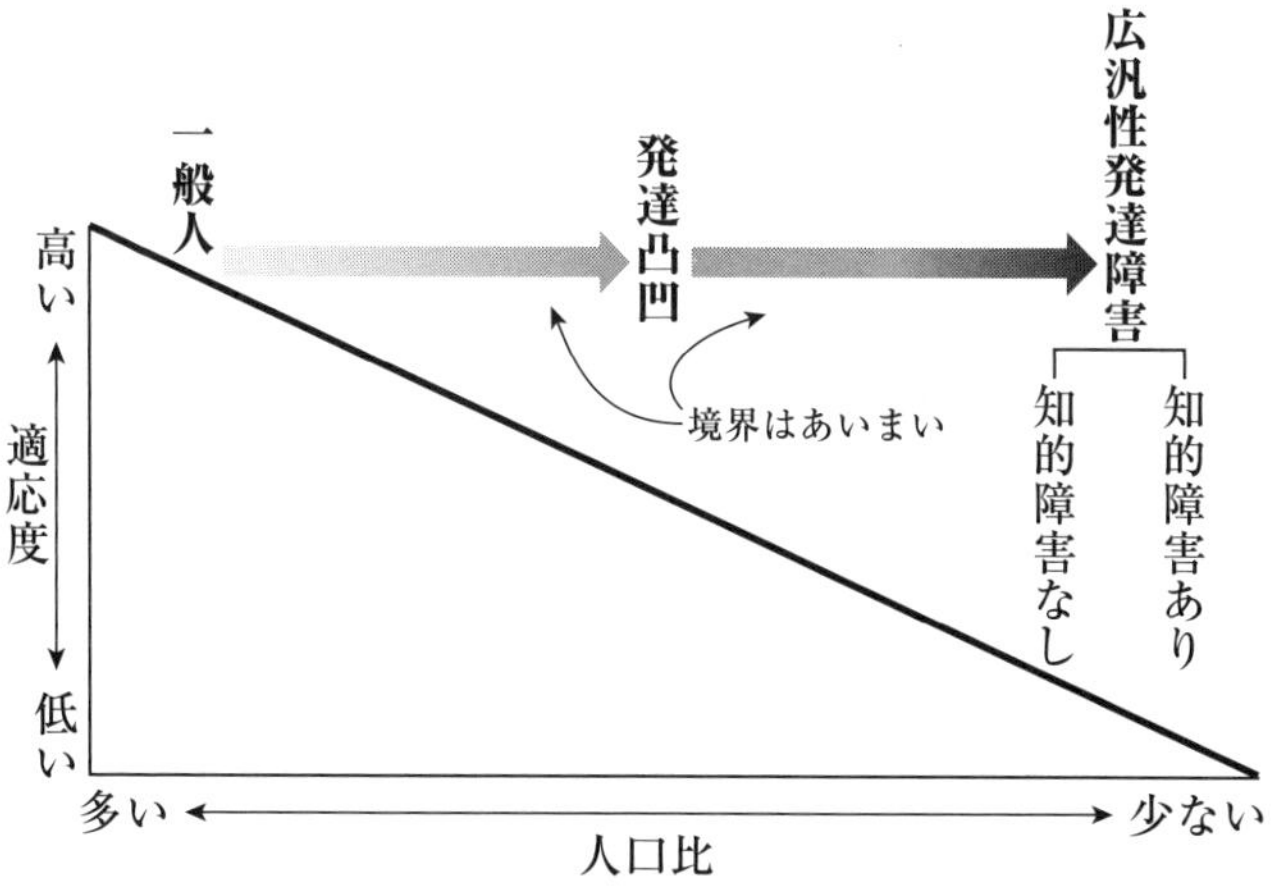

4-1　人口比と障害の程度

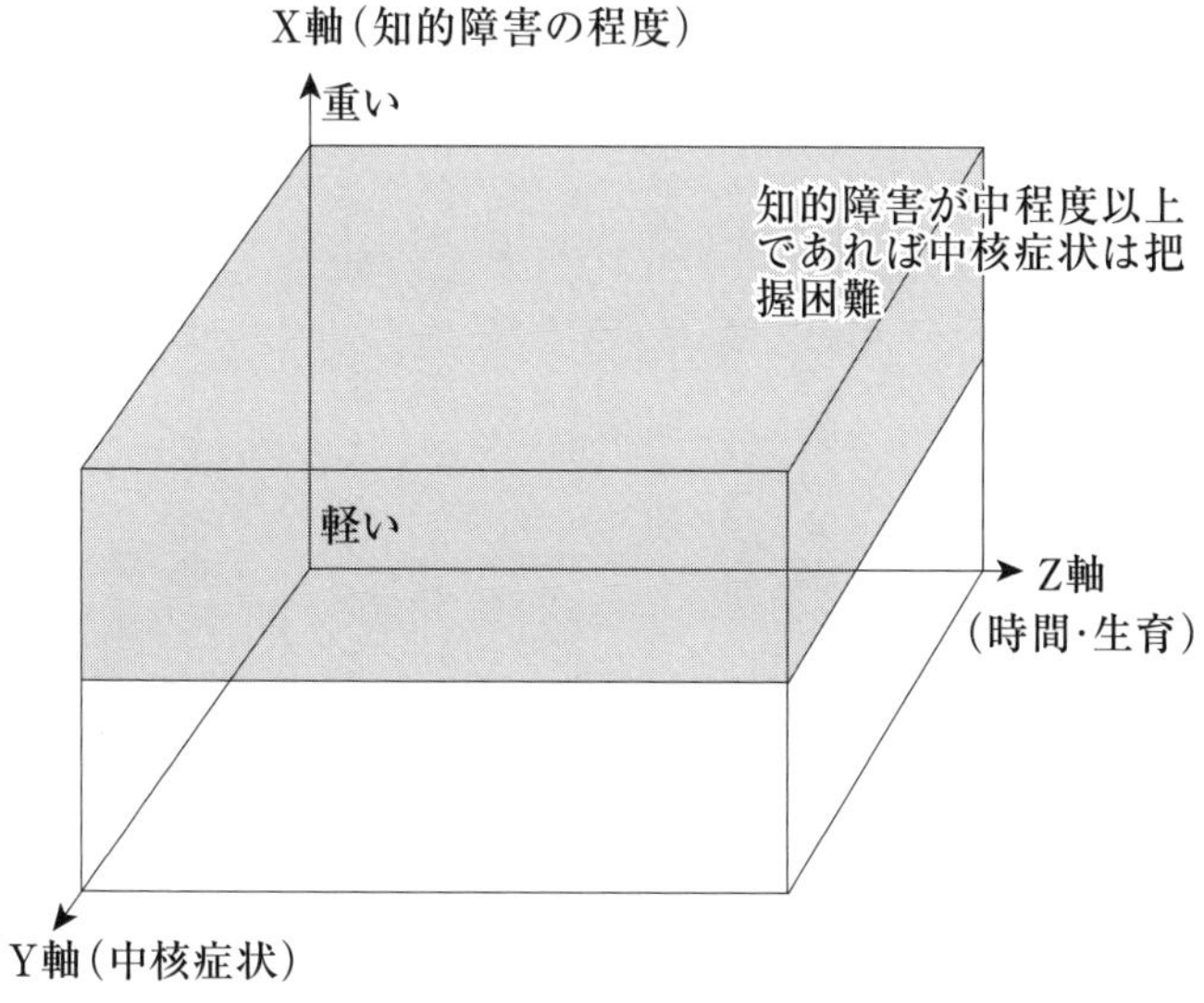

4-2　知的障害のある場合

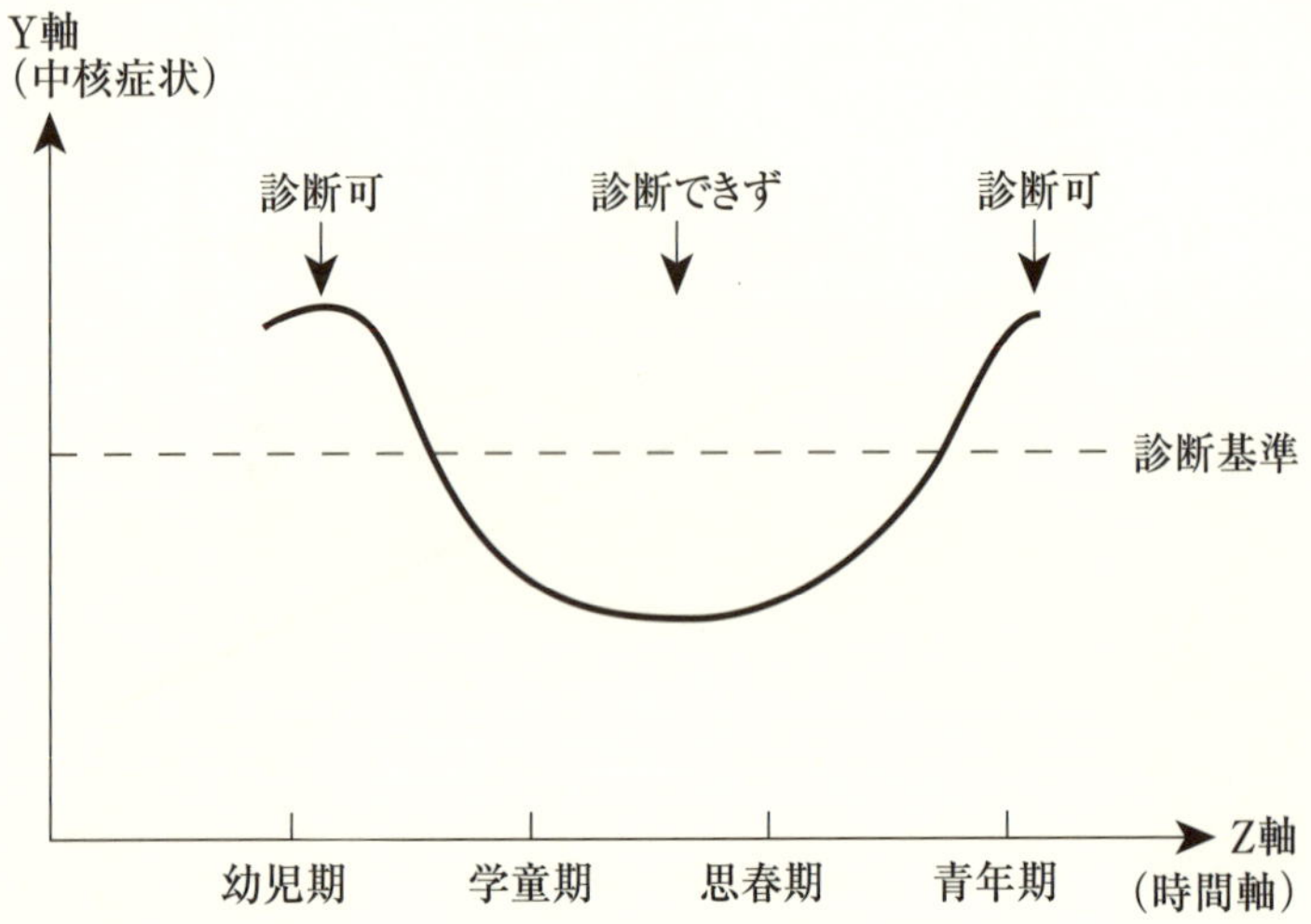

4-3　ある事例の経過

X軸に関しては、知的障害の程度が重度であるほど、中核症状の判断が難しくなる。不注意やこだわりの症状が、発達障害によるものなのか、あるいは全体の知的発達の遅れによるものなのかの判断が難しいからだ。知的障害の程度は、時間・生育軸では大きく影響を受けない。つまり、知的障害の有無・重症度分類は、診断確定後大きく変化することがない。一方、知的に高い人は、家庭や学校環境がよければ、不適応を起こすことなく青年期を迎えて、そこで初めて、中核症状がめだつことがある。知的障害がない場合は、Y軸とZ軸の2軸だけで症状を理解することが可能である。

Z軸（時間・生育軸）に関しては、従来あまり触れられてこなかったが、後天的な要因の作用や、本人の「困り感」や適応状況は、年齢によって大きく変わってくる可能性がある。つまり

「発達障害」では「発達」をふまえた視点がきわめて重要ということである。その場合、時期によって診断基準を満たしたり、満たさなかったりすることになる。(4-3図)

DSMの診断では最低6カ月以上の症状持続期間を確認することになっているが、実際、医療機関で数年以上経過を観察することによって診断可能となった例や、適応状態が改善して診断する必要のなくなった事例も経験することがある。

発達障害の診断では、中核症状のみを重視すると、過剰診断の問題が生じることがある。また、過剰診断によって、中長期的には不必要な支援がおこなわれることもある。一方で、障害の見落としにも気をつけねばならない。

2 広汎性発達障害

広汎性発達障害はさまざまな発達障害の中でもその中心となるもので、広汎性発達障害の人はADHDや学習障害などの症状を併せもつことも少なくない。ADHDや学習障害は発達の凸凹《でこぼこ》が一部分に限定されるのに対し、広汎性発達障害はそれが「広汎」な領域にまたがり、また人によってばらつきがある「スペクトラム」なのが特徴である。

主に生まれつきの要因による「対人性の(認識の)問題(自分と他者との違いを認識することに問題がある状況)、すなわち他者から見た自閉(当人はそう思っていない)」と「こだわり、感覚の異常」を主な症状とする。従来から、「言葉の発達やコミュニケーションの障害」も主要な症状とされていたが、DSM-5では、対人性の問題の一つに含められた。

症状

この章の冒頭で述べたスペクトラムとしての理解にもとづいて考えてみよう。発達障害は、生まれつきの要因と生後早期に生じたいくつかの要因が絡んで症状が明らかになってくる。しかし、言語の遅れや、目的を持った運動行動（例えば自分の欲しい物を指さして示す、遊んでいる同年代の子の中に参加しようとする）などの遅れが、知的な発達の遅れなのか、それとも広汎性発達障害の症状なのかの判断はむずかしい。知的発達が良好であればあるほど、幼児期にはそれらの症状がめだたない。逆に知的発達が大幅に遅れていれば、知的な発達の遅れ全体の問題なのか、広汎性発達障害特有の症状なのか判断ができない。そして時間・生育軸も関係する。養育環境が悪ければ、対人性の問題（例えば他人に興味を示さない原因が、愛着形成上の問題なのか広汎性発達障害の症状なのか）などで似たような様子が見られることもある。また後天的な要因が作用しやすくなる可能性もある。このように、症状の分析や診断には慎重さが必要である。

(1) 外界を把握するのが困難

外界からの刺激の情報は、神経を通して脳に伝わる。脳はさまざまなところから入ってくる情報を統合・判断する。広汎性発達障害の人は、ここまでの機能に何らかの不具合が生じていると考えられている。さらに脳から出された指令の情報は、神経を通って体に伝わり、言葉や行動として観察することができる。人びとは広汎性発達障害の人の言葉や行動を観察し、自閉的（autistic）であるととらえてきた。しかし、当事者にとっては、他者と同じ刺激を受けたとしても、脳に到達した情報や、その情報を統合・判断するまでのどこかで偏《かたよ》りが生じて、ある情報は過大に伝わり、別の情報はまったく伝わっていないこともある。しかも個々人によってその状況は異なっている。

筆者は折にふれて、広汎性発達障害の人は、「脳への情報のインプット（入力）の時点で何らかの偏りがあることが、彼らの症状を理解するうえで不可欠である」と強調している。対人性の（認識の）問題は、この考え方にもとづけば、単に人間関係が構築できない、社交が苦手という心理的な問題ではなく、生理レベルでの外界把握様式の困難さに問題があることになる。対人性の問題は当人の成長・発達に伴って変化する。すなわち、集団生活の中で同年代の子どもと比較して、さまざまな違いや不具合が見られて、不適応を生じやすくなる。

DSM-5の診断基準に述べられているあいまいな表現「相互の対人的-情緒的関係の欠落」「対人的相互反応で非言語的コミュニケーション行動を用いることの欠陥」「人間関係を発展させ、維持し、それを理解することの欠陥」も、情報の把握時点での問題としてとらえれば理解しやすい。具体的には、発達年代別に次のようになる。

発達年代別に具体的に見られやすい様子

①乳児期 視線を合わさない。人見知りしない。
②幼児期 他人の表情を読みとれない。集団での遊びの意味が理解できない。
共同注視（相手といっしょに同じ対象を見ること）なし。
③学童期 勝ち負けに興味を示さない。
人に騙されやすい。人の嫌がることを言う。
④思春期 性的な認識の障害。
プライバシーの問題・羞恥心が理解しにくい。
⑤青年期以降 日常の高度な対人状況、「公私の区別」「暗黙の了解」「以心伝心」「臨機応変」などが現場で理解困難。

自身の子どもが広汎性発達障害であるイギリスの児童精神科医ローナ・ウィングは、広汎性発達障害の人のコミュニケーションの問題を、①口調と声量調節の障害、②非言語的なコミュニケーションの障害、③話し言葉を使う際の障害、④話し言葉を理解する際の障害、としてとらえていた。非言語的なコミュニケーションの障害によって、言葉を字義通りにとらえてしまう傾向にある。4-4図に示すように、一つひとつの経験を学習しながら対応するため、応用が利かないのである。

(2) こだわり

こだわりに関連したDSM-5の診断基準は3項目ある。

一つ目は、「常同的または反復的な身体の行動」と表記されている。これらの行動については、当事者本人が独自の法則を設定しており、その法則に従って行動しているため、他者の指示を受け入れることが困難である。無理に受け入れようとすると、それを消去するための新たな、周囲からすると理解しにくい法則が増えていく。このことに関しては、事例10 事例11 を参照していただきたい。

皮肉や反語が理解できない。
学習によって理解していく。

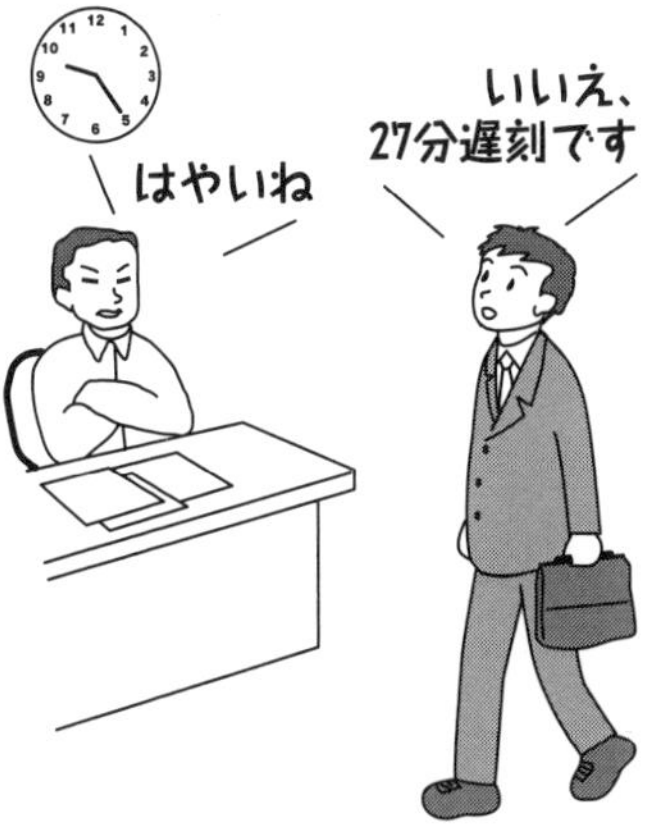

状況に合わない言葉+笑顔=冗談
状況に合わない言葉+怒り顔=皮肉

4-4　話し言葉の使用・理解の障害

二つ目の項目は「同一性への固執、習慣への頑ななこだわり」である。前項の行動と関係している。変化があること自体、広汎性発達障害の人にとっては大変な負担になるため、徹底的にそれを回避しようとする。自然現象であっても変化は耐えがたいことである。例えば緊急の気象情報が発令されると、テレビやインターネットで多くの情報を取得し、何とかそれに備えようと努力するが、些細なことでもテレビや新聞などの情報相互に不一致があると、過度に不安になり、さらに徹底的に調べようとする。それを周囲の人に中断させられると、大きく混乱しパニックに陥ることもある。授業や行事の変更がある時も、事前に十分に時間をかけて説明されていないと混乱する。説明が不十分であれば、自分が納得できるまで、教師や家族あるいはクラスメートに確認することもある。

三つ目は、「限局され反復する行動や興味」である。これは対人性の障害と関連がある。わかりやすく説明すれば、人間だけでなく動物や生物に関わるには、相手の感情や反応を予測しなければならず、広汎性発達障害の子どもには苦手なことである。逆に法則が決まっているもの、反応が常に変わらない物などには、関わりやすく一方的な興味を持つことも可能である。例えば、幼児に絵本の読み聞かせをおこなうと、子どもはその登場人物に共感しながら、絵本というよりはそのストーリーに興味を持っていく。ところが広汎性発達障害の子どもは、ストーリーの些細なところにこだわったり、登場人物に共感を持ちにくいことなどで、興味を示さないことがある。一方で辞典やカタログ、電車などの機械は、いつでも同じ状況であるため、過度の興味を示すこともあり、電車などを、写真で撮ったように、何も見ないで正確に模写することもある。このような興味の持ち方を、筆者は「非生命体的興味」と表現している。

(3) 感覚の異常

感覚の過敏さや鈍感さについても、外界情報の把握に何らかの偏りがあるためと考えられる。またその情報を統合し判断することにも何らかの偏りがある。ある広汎性発達障害当事者が、「聴覚情報が視覚情報に還元される」と話したことがある。聴覚情報や皮膚感覚の情報よりも視覚情報が優位であることは、広汎性発達障害に限らず、多くの発達障害当事者に見られる。ただし、他者の話を聴いている時、運動をおこなっている時などでも、常に視覚情報が優勢であり、例えば聴覚情報がほとんどの授業や講演会であっても数少ない視覚情報を頼り、適宜切り替えることができない。教育関係者は聴覚情報の把握に長《た》けていることが多く、しばしば言葉がけ、言葉のみで指示をおこなうが、当事者にとっては言葉による指示を理解することが困難である。例えば、多くの同級生がいるクラス内で、教師の言葉による働きかけが、全員に向けたものなのか、あるいは一部の子どもに向けられたのか、自分だけに向けられたことか判断できない。また、街なかで突然話しかけられたりすると、会話をする準備ができておらず、混乱して予想外の返答をすることもある。

公共の場所は、視覚情報や聴覚情報にあふれており、感覚過敏のある広汎性発達障害の人には耐えがたいところとなる。感覚の過敏さや鈍感さには、脳機能の偏りが関連している。そのため、不得手な刺激に慣れることはきわめてむずかしい。弱い刺激から徐々に慣れていくという一般的な対策は無意味であるばかりでなく、その不快な刺激を受けた体験を一層強化することでトラウマ体験になることもある。まずは苦手な刺激を可能な限り避けるような環境整備を心がけることが重要である。

主な研究成果

最近報告された主な研究成果を以下にまとめてみた。やや専門的な話になるが、研究成果が臨床症状の理解や対応につながるのかという視点を中心として、簡単に記すことにする。自閉症の歴史的な「原因論」については、189ページ以下で述べる。

(1) 遺伝子や遺伝からの研究

広汎性発達障害は遺伝と関係があるのだろうか。あるとしたらどのように。遺伝要因については、例えば、英国自閉症協会のホームページにも遺伝要因について解説が載せられるなど、現在の自閉症の病態研究には避けて通れない重要な問題である。一方、日本では「遺伝」という言葉自体に誤解や差別、偏見がつきまとうためか、多くの医師は、遺伝についてはっきり語ることを避け、遺伝研究は一部の研究者が医療現場とは別々におこなってきた印象すらある。しかし、最近になってようやく、原因論を棚上げして症状や診断名に関しての誤解をとこうとしても、本当の理解につながらない、もし遺伝に関して誤解があるならば、その誤解をときながら、社会の理解を深めようとする機運が高まってきた。

遺伝子研究の進歩も目覚ましい。広汎性発達障害だけの問題でなく、広く「人間には遺伝的多様性（多くの遺伝子の組み合わせ）が存在する」「誰もが遺伝性疾患の原因の一つであると報告された遺伝子を何種類も持っている」「遺伝性疾患の子どもが生まれる可能性はどのカップルにもありうる。その頻度の差である」「遺伝要因と環境要因は密接に影響し合っている」などの新しい事実が次々と明らかになり、遺伝に関する考え方も根底から変わってきた。広汎性発達障害の原因についても、その新しい遺伝研究成果をもとに考える必要がある。

生物の全遺伝子情報（ゲノム）は、Ａ（アデニン）、Ｇ（グアニン）、Ｃ（シトシン）、Ｔ（チミン）という四種類の塩基で成り立っていて、２００３年に約30億とされる人間の遺伝子情報のすべての配列が解明された。遺伝子変化の典型的なものは、このＡＧＣＴの遺伝子の文字が1文字だけ入れ替わる、「1塩基多型」と呼ばれるものである。一方、最近注目されるようになってきたのは、「コピー数多《すうた》型《けい》」と呼ばれる、遺伝子の文字がある領域で塊ごとにまとまって変化している遺伝子変化である。

広汎性発達障害では、現在までに多くの遺伝子変化が報告されている。一つの遺伝子変化の影響力は非常に弱く、広汎性発達障害の人のうち現在までに報告されている遺伝子変化が見つかるのは20％程度とされている。言葉を換えれば大部分の広汎性発達障害の人では、遺伝子変化が見つかっていないことになる。臨床診断の精度の問題（診断があいまいな人が遺伝子研究の対象になっている可能性）ともあわせて、今後の研究課題と言える。

(2) 遺伝子と環境要因の架け橋――エピジェネティクス

エピジェネティクスとは、ＤＮＡの配列変化によらない、遺伝子発現を制御・伝達するシステム、およびその学術分野のことである。すなわち、細胞分裂を通して次代の細胞に受け継がれるという遺伝的な特徴を持ちながらも、DNA塩基配列の変化（突然変異）とは別のメカニズムである。このような制御は、化学的に安定はしているが、食事、大気汚染、喫煙、酸化ストレス（生体内で酸化反応により引き起こされる有害反応）にさらされるなどの環境要因によって動的に変化する。言い換えると、エピジェネティクスは、遺伝子と環境要因の架け橋となる機構である。これらのメカニズムにより、遺伝子の働きをコントロールするスイッチの働きによって、遺伝子の働き具合が変わってくることになる。このスイッチの切り替えは「環境要因」によるもので、遺伝子本体を変化させず、周辺環境が変化することによって、本来の遺伝子機能が後天的に変わりうる。例えば、母体の低栄養・ウイルス感染、愛着対象者からの早期の離別、喫煙などさまざまな要因が指摘されている。過去には、前述の外因がさながら広汎性発達障害の発症と直接関係するという論評がなされたこともある。

エピジェネティクスは、遺伝子機能は生涯不変であるという基本概念を崩した。まだまだ未解明の部分が多いが、遺伝子はそれぞれの人の体質を大ざっぱに規定するものであり、環境因子によってその遺伝子機能が変化するという、遺伝と環境の相互関係は、広汎性発達障害の病態を考える基礎概念となりつつある。ネズミの実験では養育環境によってストレス耐性の遺伝子スイッチがONになったりOFFになったりするという。（4-5図）

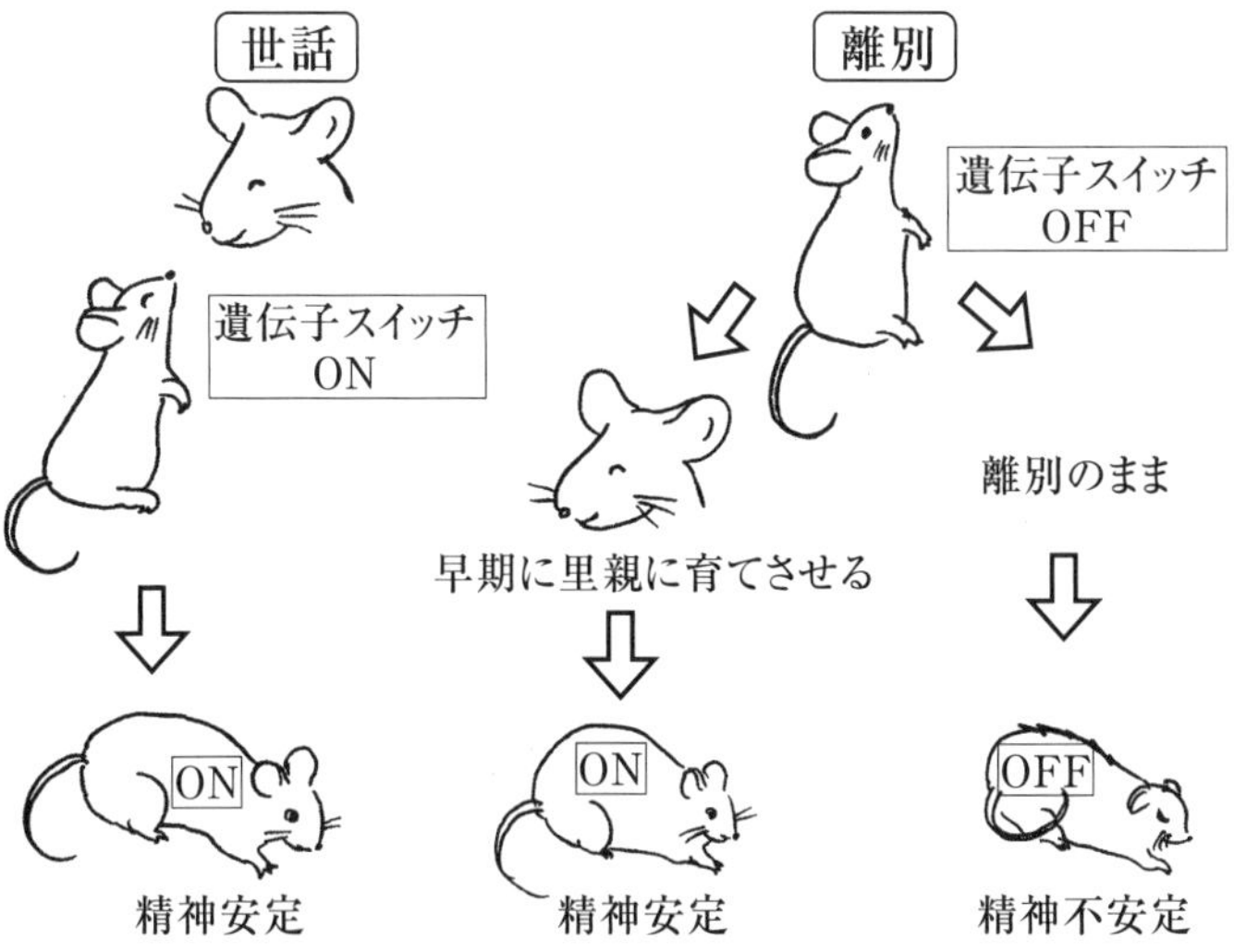

4-5　ネズミの実験によるエピジェネティクスのメカニズム

(3) 解剖やＭＲＩ画像による研究

広汎性発達障害の人の脳構造に異常があるかどうかの研究は、亡くなった人の脳を解剖し、同性、同年代の人と比較することでおこなわれてきた。その結果、大脳辺縁系、特に扁桃体と、小脳に見られる異常が注目されてきた。大脳辺縁系とは、人間の脳で情動の表出、意欲、そして記憶や自律神経活動に関わっている複数の部位の総称である。

近年は、高解像度のＭＲＩ（Magnetic Resonance Imaging＝磁気共鳴画像診断装置）を用いて、広汎性発達障害の人と一般人の比較をおこなう研究が多数進められ、いろいろな研究成果が報告されている。代表的なものとして、表情認知などに関連する扁桃体、顔の認知や視線処理などに関連する紡錘状回、模倣や共感に関連する下前頭回や上側頭溝、などに体積の差があることが報告されている。しかしながら、報告によって体積が大きいのか小さいのかの不一致があるなど、今後の研究成果を見なければわからない点も多い。

(4) 神経伝達物質——セロトニン

セロトニンとは神経伝達物質（脳内の神経細胞の間で情報をやりとりする物質）の一つで、主な作用として、興奮や緊張を和らげて不安感を小さくする働きがある。広汎性発達障害の人は、この働きに何らかの異常があることが1980年代から指摘されていたが、脳科学研究でそのことが明らかになってきた。PET（Positron Emission Tomography＝陽電子放射断層撮影）を用いて、脳内での神経活動が高まっている部位を画像として把握できるようになったのである。知的には正常で、服薬をしていない成人の広汎性発達障害の人のPETを用いた検査では、セロトニン系の機能低下が認められ、特にその程度と強迫症状（こだわりの強さ）との関連も示唆されている。

(5) 模倣の神経細胞——ミラーニューロン

ミラーニューロンとは、サルの実験で見つかった、自分が行為を実行する時に、また他者が同様の行為をするのを観察する時にも活動するニューロン（神経細胞）である。イタリア・パルマ大学のジャコーモ・リッツォラッティらによって1996年に発見され報告された。マカクザルの実験で、他者である実験者がエサを拾い上げたことを見た時に、マカクザル自身がエサを取る時と同様の活動を示すニューロンを発見したのである。その後、同じことが人間の脳でも生じていることが確かめられた。乳児が、うなずく、舌を出す、手を振るなどの大人の行動を、大人からの指示やその意味を理解することなく模倣することは以前から知られていた。その仕組みがミラーニューロンの発見によって説明できるようになった。

この報告により、多くの自閉症研究者は、自閉症ではミラーニューロンの働きに問題があるのではないかと思い至った。広汎性発達障害の人が、他者の模倣ができないことを、ミラーニューロンの異常で説明することができるからだ。典型的な例が、広汎性発達障害の子どもの「バイバイ」の動作である。手首を曲げて手の甲を見せながら「バイバイ」をおこなうことも、ミラーニューロンの異常により上手に模倣できないためと説明することができる。子どもが模倣する「バイバイ」の行為は、単に視線が合いにくいという視覚特性に起因しているのではなく、ミラーニューロンがその行為の意図を含めて処理しているためなのである。すなわち他者の行為の意味の理解・意図の理解などとの関与が推測されているが、広汎性発達障害の子どもは、その理解に問題があることになる。（4-6図）

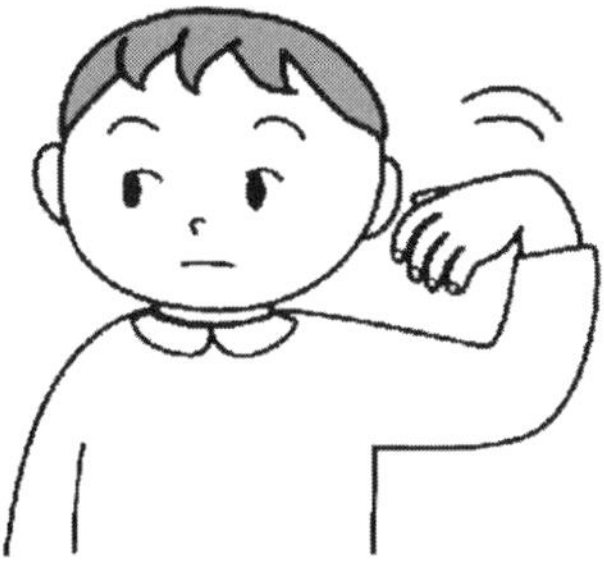

4-6　広汎性発達障害の子どもに見られるバイバイ

(6) グリア細胞のシグナル伝達

脳の中には大きく分けて二種類の細胞が含まれている。ニューロン（神経細胞）とそれを支えるグリア細胞である。ニューロンは私たちが見たり聞いたり触ったりした情報を処理する主体で、そのニューロンを支え栄養を与えるのがグリア細胞だと言われている。グリア細胞は神経膠細胞《しんけいこうさいぼう》とも呼ばれ、神経系を構成する神経細胞ではない細胞の総称で、ヒトの脳では細胞数で神経細胞の50倍ほどあると見積もられている。

主なグリア細胞は三種類ほどあり、アストロサイト、オリゴデンドロサイト、ミクログリアと呼ばれている。その中でミクログリアは他の二つと異質の起源を持つ細胞と言えそうである。脳内の他の細胞がみな神経外胚葉に由来するのに対し、ミクログリアだけは骨髄系の白血球の一種に由来するからだ。アストロサイトとオリゴデンドロサイトが特定の場所で一定の形を保ちながら機能を発揮するのに対し、ミクログリアは脳内で何か異常が起これば直ちにそこに移動し、形を大きく変化させ、病原体など敵だと認識すれば排除しようと戦い、脳細胞が死んでしまえばそれを食べて組織をきれいに保とうとする。すなわち本来の白血球の持つ免疫機能を担当している。

グリア細胞は周辺組織の恒常性を維持するような、比較的静的な役割を演じることでシグナル伝達に貢献すると考えられてきたが、近年になって、多種多様な神経伝達物質の受容体があること、受容体へのリガンド結合（特定の受容体に特異的に結合する物質）を経てグリア細胞自身もイオンを放出するなど、これまで神経細胞のみが担うとされてきた情報伝達等の動的な役割も果たしていることが、次々に示されてきている。

広汎性発達障害のグリア細胞異常も、死者の脳解剖で指摘されていたが、PETを用いて、脳内の免疫を担当するグリア細胞であるミクログリアが、広汎性発達障害の人びとの脳部位で広く活性化していること、その背景として、脳内のミクログリア数そのものが増えていることが報告された。一方、東京医科歯科大学の研究者たちは、マウスの実験で、グリア細胞の機能が異常になると、脱毛や皮膚障害になるほど病的な毛づくろい行動をくり返すことから、強迫性障害や自閉症に見られる病的なくり返し行動とグリア細胞の機能異常とが関連している可能性を報告した。

(7) オキシトシンとコミュニケーション障害

オキシトシンは、子宮の収縮や乳汁の分泌を促す脳内ホルモンだが、対人関係で相手への信頼感を生み出し、コミュニケーション能力を高める働きがある。幼児期に母親の抱擁や言葉かけなどで、オキシトシンの分泌が促進される。このことから、母親の愛護的で共感的な接触が子どもの脳内ホルモンにも影響を与えていることがわかっている。

幼い時期に愛情深く世話をされた子どもは、脳内のオキシトシンの分泌が増加し、オキシトシン受容体もまた増加する。その結果、親子関係や恋人との関係、あるいは社会での安定的な人間関係を築く能力が成長していく。逆に虐待やネグレクトの環境で育つと、オキシトシン分泌も受容体も低下している。一方、愛情深く共感的に育てられる広汎性発達障害の子どもは、対人性の症状が軽くなり、比較的よい適応を示すこともある。これも⑵で述べたエピジェネティックな要因と考えることができる。

このように、オキシトシンが広汎性発達障害の要因と関連が深いのではないか、と考えられるようになってきた。東京大学など国内4大学の研究チームは、他人の気持ちを読み取るのが難しいコミュニケーション障害が特徴の広汎性発達障害の治療に、オキシトシンの投与が有効かどうかを確かめる臨床研究を始めている。広汎性発達障害は、重度の知的障害をともなう人から、高度の知的能力を持つ人まで、知的レベルが幅広いタイプの発達障害であるが、コミュニケーション障害は共通に見られる症状で、その治療法は確立していないからだ。

研究では、広汎性発達障害と診断された知的障害のない18〜54歳の男性を対象とし、7週間にわたり一日2回オキシトシンをスプレーで鼻から吸入することで、広汎性発達障害のコミュニケーション能力が改善した。現在も研究が続いており、中間報告ながらその成果によって臨床への応用が強く期待されている。

3　ADHD

これはその診断名称（注意欠陥多動性障害）の通り、「注意力散漫」あるいは「多動性・衝動性」を中核症状とする発達障害の一タイプである。症状が把握しやすいこと、高い遺伝背景の判明、薬

1．学校の勉強で、細かいところまで注意を払わなかったり、不注意な間違いをしたりする。 2．手足をそわそわ動かしたり、着席していてもじもじしたりする。 3．課題や遊びの活動で注意を集中し続けることが難しい。 4．授業中座っているべき時に席を離れてしまう。 5．面と向かって話しかけられているのに、聞いていないように見える。 6．きちんとしていなければならない時に、過度に走り回ったりよじ登ったりする。 7．指示に従わず、またやるべき仕事を最後までやり遂げない。 8．遊びや余暇活動におとなしく参加することが難しい。 9．課題や活動を順序立てておこなうことが難しい。 10．じっとしていない、または何かに駆り立てられるように活動する。 11．精神的な努力を続けなければならない課題（学校での勉強や宿題など）を避ける。 12．過度にしゃべる。 13．課題や活動に必要なものをなくしてしまう。 14．質問が終わらないうちに出し抜けに答え始めてしまう。 15．気が散りやすい。 16．順番を待つのが難しい。 17．日々の活動で忘れっぽい。 18．他人を妨害したり、邪魔をする。

デュポール他『診断・対応のための ADHD 評価スケール ADHD-RS』（明石書店）を改変

4-7　ADHD-RSの質問項目

物治療がおこなわれていることなど、その他の発達障害と比べて、理解や対応が進みつつある。

症状

ADHDがどのような症状なのかはわかりやすいため、ここでは詳細に症状を列記するのではなく、この章の冒頭で述べたADHD-RS（評価スケール）の18項目の質問を示すにとどめ（4-7表）、ADHDの症状についての「誤解をとく」という視点で述べてみたい。なお、事例3 事例7 事例15 でも具体的な症状についてふれているので、あわせて参照していただきたい。

＊

さて、ADHDに対してどのような誤解があるのかについて、エール大学の心理学者トーマス・ブラウンらの報告を紹介する。アメリカにおいてもいまだADHDに対して誤解や偏見があるという。ブラウンの挙げている、よくある誤解・偏見は左記の五つである。

①ADHDは、単なるしつけや行儀の問題である。
②だれでもこのような症状は持っている。
③頭が悪い子どもだけに起こる問題である。
④単に意志が弱いだけである。
⑤ADHDに対する薬物療法はリスクが高い。

①ADHDがしつけや行儀の問題ではなく、脳の認知機能障害、特に実行機能（143ページ参照）の問題であることがさまざまな科学研究で示されている。双生児研究では、ADHDに遺伝が関与する度合いは統合失調症よりも高いことが報告されている。また、他の発達障害より高いことも報告されている。

②不注意、多動性・衝動性は、どの子どもにも多少なりともあるものだ。しかし重要な点は、「症状の頻度が（同年齢、同じ発達レベルの子どもと比べて）高く」、「本人もしくは周囲が困るような

家庭、学校生活上の不適応がある」ことである。

この点は非常に重要で、実際に診断する医療サイドでも軽視しがちである。ＡＤＨＤについて一般向けの解説本でも、不注意、多動、衝動性といった診断基準の文言が記載されているが、頻度についてはあいまいである。ＤＳＭでは、often という単語が用いられており、日本語では「しばしば」と訳される。しかし実際「しょっちゅう」という意味に近いと筆者は考えている。つまり、そのような症状が、どのような場所であっても「通常」見られること、あるいは年齢を考えると明らかに異常な頻度で見られること、がその条件である。筆者がテキストを書く場合、あえて診断基準の訳語の文言「しばしば」を引用しないのは、「頻度」「本人もしくは周囲が困るような不適応」をまず理解することが重要だからである。

③ＡＤＨＤは知能が高い低いにかかわらず起こってくる問題である。同じ年齢や知的レベルの人と比べて、「不注意もしくは多動性・衝動性」が強いのかどうかが問題である。

④ＡＤＨＤの人は、自分の好きな課題や興味がある課題はすんなりできたりすることも多い。そのため、わがままだ、怠け者だ、意志力が弱い、などと非難されやすい。意思決定や優先順位を決めることも、脳の機能的な問題であり、意思決定力や判断力に障害が生じている。

⑤海外では、多くのＡＤＨＤ治療薬が認可されている。海外の多くの研究でも、ＡＤＨＤ治療薬の、不注意、多動性・衝動性症状への短期的効果が数多く示されているが、２００７年まで、日本では未承認薬だった。そこで日本人を対象として治験がおこなわれ、その効果と有用性が示

されたため、現在は二種類の薬品が使用されている。一方、広汎性発達障害について、適応が認められている薬は一種類だけだったが、短期効果があるという二種の薬剤が申請中である（157ページ参照）。学習障害の治療薬は発売されていない。小児に限らず、また発達障害者に限らず、個々に、使う薬のメリットと副作用のデメリットをふまえて、説明と同意を得て使用するのは診療側の共通したつとめである。

＊

日本でも、以上のような誤解や偏見は多く見られる。とりわけ、親のしつけの問題ととらえられる傾向が強いように思う。また、子どもを、集団の中の一人と見て協調性を重視しがちな国民性もあり、個性としての許容範囲も狭いように筆者は感じている。病態については、多くの科学的な事実が報告されているにもかかわらず、ADHDという用語のみが普及してしまっている。正しいADHDの知識とその対処法についてまだまだ広く啓発する必要がある。

またADHDの子どもの親は、より多くの育児ストレスを経験する。研究の結果でも、ADHDの重症度が高いほど育児ストレスが高く、睡眠障害、夫婦間の不和、高い離婚率、アルコール依存や母親の抑うつの高さなどが知られている。ADHDの子どもの親は、子どもの問題行動を抑制しようとして、厳しくしつけたり、権威主義的な養育をしがちである。これが積み重なると親子関係を悪化させ、二次的にさまざまな問題が生じる原因になる。

もう一点、忘れてならないのは、親自身もADHDである可能性が小さくないことである。親自身も治療を受けた経験があるとわかりやすいが、治療の経験がない場合、さらには二次的にさまざまな問題を抱えている場合——社会での評価が低い、失業している、夫婦関係がよくない、など——は、養育がさらに困難になる。そのため子どもだけでなく、親への精神的治療が必要なこともよくある。ＡＤＨＤの家族（主に養育者）に対する対処訓練（ペアレント・トレーニング）はきわめて重要である。

ペアレント・トレーニングとは、参加する親同士が、子どもとの関わり方の悩みを共有できるだけでなく、具体的な助言を得ることができるように、通常10人程度のグループでおこなわれる対処訓練である。子どもたちの特性が養育者に理解されていない場合、今述べたような子育ての負担感が強くなり、子ども自身にも好ましくない影響を与えかねない。そのような状況を改善するために、ペアレント・トレーニングによって養育者が障害の特性についての正しい理解を持ち、子どもの行動のうち、望ましくないものを減らし、好ましいものを増やす技術を身につけることができる。これによって養育困難感を減らし、子どもと養育者の関係を改善させることを目標とする。

まとめに、不注意、多動性・衝動性が見られる子どもの診断のプロセスを4-8図で示した。判断のポイントをまとめると、

① これらの症状により、本人もしくは周囲の人の日常生活に支障が出ていること。

② 複数の場所でその症状が見られること——一カ所だけ、例えば学校でのみ起こっているのであれば、学校での対人関係に問題があって、それに反応して起きている可能性があり、家庭だけ

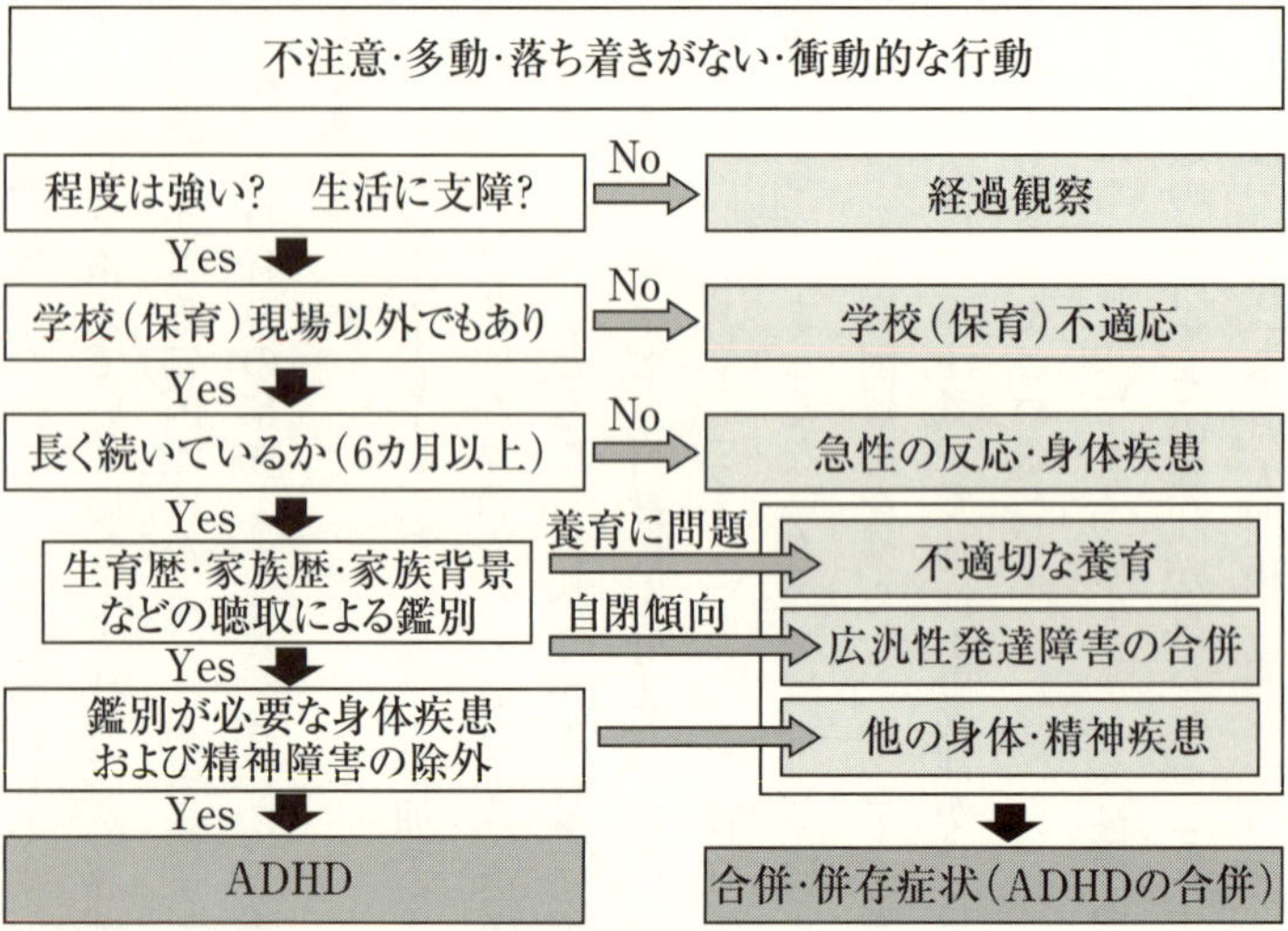

古荘純一編著、磯崎祐介著『神経発達症（発達障害）と思春期・青年期』（明石書店）の図を改変

4-8　ADHD 診断のプロセス

であれば親子関係の問題である可能性も考える。

③ 6カ月以上持続していること。

などである。

主な研究成果

(1) 遺伝的な要因

その疾患に遺伝がどのくらい関与するのかは、双生児研究による一致率で検討されている。一卵性双生児が二卵性双生児よりも一致率が高いと遺伝要因の関与が大きいことになる。

双子のうち、一方の子どもがADHDである場合、もう一人の子どもがADHDである割合は一卵性双生児の方が明らかに高く、またADHDのきょうだいがいると、他のきょうだいがADHDである割合も一般人口の2倍とされている。

ドパミン神経に関連する遺伝子（DAT、DRD4、DRD5）の多型（いくつかの特定の型）が一部のADHDの人に認められることがわかってきた。

ADHDと診断された子どもとADHDではない子どもの遺伝情報を比較すると、「コピー数多型」と呼ばれる領域で明らかな違いがあり、ADHDと関連するコピー数多型は、第一染色体に集中している。

ADHDも広汎性発達障害と同様に、一つの遺伝子変化だけではなくいくつかの遺伝子変化が関係していると推測され、そこにさらにまだ明らかになっていない環境的要因が関係している可能性もある。

(2) 実行機能に問題

実行機能とは、複雑な課題をやりとげるために、その維持や修正、変更、情報の更新などにより、思考や行動を制御する認知システム、あるいはそれら認知制御機能のことで、主に心理学モデルとして研究されてきた。アメリカの心理学者ラッセル・バークレーは、ADHDは「四つの実行機能の障害」という仮説を立てた。四つの実行機能とは、「非言語的ワーキングメモリー」「自己管理された発語の内的投射」「気分、モチベーション、覚醒度合いの自制」「再構築（今まで得られた行動を分析・分解し、新たに目標に到達するため再度組み立てて新しい行動を構築すること）」である。アメリカの神経心理学者ミュリエル・レザックは、ADHDの実行機能障害を、①意思決定、②計画立案、③目的遂行、④効果的行動の四つが年齢・発達年齢相応にはできないと述べている。すなわち、

① 外からの動機づけがないと、迅速な判断ができない。
② 時間の観念がなく、よく遅刻するなどの問題が生じる。
③ 今まであることをやっていたのに、途中でなにか別のものに興味を引かれてしまい、それまでやっていたことを実行できなくなるという問題が生じる。
④ 自身の行動で日常的に、今やるべきことと違うことをしていないかどうかを考えながら自身の行動を修正する能力に遅れがある。

一方、最近ではADHDに脳の報酬系の障害があるとも指摘されている。報酬系は、ドパミンを脳内に放出する中脳の一部分や前頭葉の一部から成るが、報酬系に障害が生じると、報酬強化が十分におこなえないため、たとえ大きな報酬があることがわかっていても待つことができないとされる。その結果、待つことを最小限にするために衝動的に代替の報酬を選択するパターン（衝動性）と、その報酬を待つあいだの時間に、注意を他のものにそらす、あるいは気をまぎらわすための代償行動をとるパターン（不注意や多動性）として現れるという考え方である。ADHDの症状の発現には、実行機能だけでなく報酬系の機能も関与が示唆されている。

ADHDは、前頭前野（脳の前半分を占める前頭葉の中でも前側の部）で調節されている、自分の注意や行動をコントロールする脳の働きに偏りが生じて、その結果不注意や多動性・衝動性の症状

が出現すると考えられている。

脳機能画像として、fMRI（functional MRI）という技法を用いた研究によって、大人を対象とした研究報告が蓄積されつつある。主に三つの領域に機能的な問題があることがわかってきた。

一つ目は、前頭前野を中心とした実行機能に関係する部位、二つ目は前述した報酬系の障害、三つ目は、小脳や側頭葉を中心としたタイミングをとるなどの時間処理機能の障害である。

(3) 神経伝達物質の不足

脳の神経伝達物質であるドパミンやノルアドレナリンの働きが、ADHDの人には不足していることがわかってきた。これは、前頭前野でこれらの神経伝達物質の機能が十分に発揮されないために、その結果として不注意や多動性・衝動性が見られるという考え方である。広汎性発達障害の人は、情報を把握し、統合・判断するインプットの時に何らかの不具合があるが、ADHDの人はここまでは特に問題がない。脳は、情報を受けて判断し、今から何をするのかという指令を出す。脳から出される指令の情報は、神経を通って体に伝わるが、その間には神経細胞がいくつもつながっていて、神経細胞と神経細胞の間にはシナプス間隙と呼ばれるすき間がある。このすき間で働いているのが、ドパミン、ノルアドレナリンなど数多くの神経伝達物質で、それらがとぎれることなく情報を伝達している。脳内の神経細胞から放出されたノルアドレナリン、ドパミンなどが、隣の神経細胞の神経伝達物質受容体（レセプター）に結合することによって情報が伝わっていく。一方、受容体に結合しなかった神経伝達物質は、トランスポーターと呼ばれる取り込み口から元の神経細胞に再び取り込まれ、それを「再取り込み」と呼んでいる。情報伝達の量・質はここで調節されている。最近の神経系の薬剤の働き方として、「再取り込みを阻害する」タイプのものが増えている。

ＡＤＨＤの人は、取り込み口であるトランスポーターが過剰に働き、ノルアドレナリンやドパミンなどの神経伝達物質を再取り込みしすぎてしまう、言葉を換えれば情報伝達が不十分になる可能性が考えられる。前頭前野からは、通常、注意を持続したり、行動を抑制したりする指令が出されているので、この機能が不十分であれば、「不注意」「多動性・衝動性」がめだつことになる。広汎性発達障害がインプットの問題とすれば、ＡＤＨＤはアウトプットすなわち情報伝達の問題ということもできる。

(4) 安静時の脳活動に問題——デフォルトモードネットワーク

人間が認知活動を何もおこなっていない安静状態であっても、脳活動はまったくの安静状態ではなく、何らかの活動を自動的におこなっている。この状態を後に続く行動に対する構えと位置づけて、安静時の脳活動のモデルはデフォルトモードネットワーク（Default Mode Network＝ＤＭＮ）と呼ばれている。発達障害、特にＡＤＨＤの場合、この２００１年に登場したＤＭＮの概念が、実行機能障害の科学的裏付けとして検討されるようになった。

ＡＤＨＤを対象としたｆＭＲＩによるＤＭＮ研究では、安静状態の時に、次に予想される行動をとるのに必要な情報を整えにくいことがわかってきた。このことが、安静状態から活動状態に移行した際に、後に続く行動面で見られる実行機能の弱さの原因となっている。さらに、前頭葉－後頭葉部をつなぐ機能の低いことが特徴的で、これがこのネットワークと実行機能の弱さに関係があると推測されている。

大まかに言えば、後頭葉は視覚情報を認識し、前頭葉は情報を判断し意思決定をする。その情報を統合する機能が弱いことが、不注意や多動性・衝動性などの症状と関連している。

4　学習障害

学習障害とは、全般的な知能が正常範囲にあり、視覚や聴覚など末梢感覚器官の障害がなく、学習環境や本人の意欲にも問題がないのに「読み」「書き」「計算」などの学習の特定領域に習得困難がある状態をさしている。中枢神経系の機能異常が背景にあると考えられる特異的発達障害の総称である。ＬＤという略号で称されることも多いが、教育界ではLearning Disabilitiesという状態像を、医学界ではLearning Disorderという疾患単位をそれぞれ示している。なお読字に障害があると結果的に書字の問題も起きるため、ここでは読み書き障害と表現するが、用語表現については補章で述べることにする。

症状

幼児期までの言語発達には問題がないことが多く、乳幼児健康診査で何らかの問題を指摘されることもほとんどない。就学後に通常のクラスに在籍して、平仮名の習得が困難なことで周囲に気づかれる。読字では仮名に対応する音の想起に時間がかかり、努力しても流暢《りゅうちょう》に読むことができない。例えば、単語をまとまりで読むことができず一文字ずつ拾い読みをするため、単語の途中で区切り、読み誤っても気づかないことがある。

読み誤りは拗音（ちゃ、きゅ）、促音（っ）、二通りの読みをする文字（へ、は）、形の似た文字（き・さ、ぬ・め）などに起こりやすい。いつも同じ字を読み誤る場合もあるが、同じ字が読めたり読めなかったりするなど誤り方のパターンが一定しないことも多い。拗音の読みは、遅くとも小学校一年生の末までに習得されるが、読字障害では二年生以降も誤りが続く場合が多い。知的能力や記憶力には問題がないため、国語の教科書のように何回も読んでいる文章は覚えていることがあり、確認には初めての文章を使うことが必要である。

学年が上がると、意味のある文章や単語はある程度読めるようになるが、例えば「ちゃねひ」「してのへ」といったランダムな文字列や、あまり使わない単語では読み誤りが顕著になる。書字では促音・撥音（ん）・長音（おじいさんの「い」）の脱落や拗音の書き誤りが多い。本人はその意味を理解し区別することはできるのに、読字や書字では「おじいさん」と「おじさん」が同じになることもある。

漢字のディスレクシア（dyslexia＝読み書き障害）の症状は、背景にある認知障害によって多岐にわたる。漢字では読字と書字に関わる能力がやや異なるため、読字・書字のどちらかのみに困難を認める例もある。読字の誤りとして、想起自体ができない場合（無反応）が多いが、読み方の複数ある字の読みを誤る（文字→ぶんじ）、意味の似た語に誤る（数学→算数）などがある。書字の誤りも想起困難（無反応）が最も多く、その他に文字のバランスが悪い、偏《へん》や旁《つくり》の位置を誤る、細かい部分を書き誤る、筆順が安定しない、などが見られる。一般に読字では意味がイメージしにくい語（抽象語）が、また、書字では画数の多い字が習得しにくい。漢字の書字障害は最も気づかれやすいが、読字障害を伴っている場合、さらには仮名の読字障害が見逃されている場合（軽度であってすでによくなっている場合もある）もあるので、診断の際は必ず読字の評価もおこなう。

学習障害はあくまでも「読字」「書字」「計算」といった学習面に限った障害であり、中核症状に行動面や対人関係の問題はない。もし、それらの症状がある場合は広汎性発達障害やADHDの併存が問題になる。特にADHDでは、その20〜25％にディスレクシアが認められる。算数障害を疑われる子どもにはADHDの不注意型を認めることが多い。

一方、学習障害を脳機能の視点から考えると、視覚認知、聴覚認知、空間認知の問題ととらえることができる。視力、聴力、記憶力には問題がないものの、それぞれの情報を認識し活用する際に何らかの問題が生じるのである。そのため、学習上の困難に限らず、日常生活のさまざまな場面で困難に直面する。学習障害の人の困難さは社会人になってからも持続する。むしろ、読字、書字、

計算の困難さは一般成人との差がめだつ一方で、社会では受容されにくく、困難さが増すことになる。（4-9表）

学習障害の子どもが、医療機関を受診することは少ない。診断や支援は、教育機関やスクールカウンセラー、学生相談センターなどの心理機関が中心となる。そのため脳科学的な研究があまり進んでいないだけでなく、科学的な知見にもとづいた周囲の理解が進んでいないように思う。不適切な学習指導や、担任やクラスメートの理解不足のために不登校になることも多く、不登校になってはじめて医療機関で学習障害がわかることもある。また、事例5で示したサブロウもそうだが、小学校低学年で明らかになるとは限らない。

周囲の対応として重要なことは、反復学習をおこなうだけでは効果が得られないばかりか、本人も自信をなくして疲弊してしまう。つまずきの原因を考えながら、一人ひとりに即した学習支援方法を講じなければならない。

主な研究成果

学習障害に関連する遺伝子研究は、まだ研究報告に至っていないようだ。遺伝子研究から治療薬開発に結びつける一連の医学研究の対象とするには、学習障害よりは広汎性発達障害やＡＤＨＤなどが優先されているためかもしれない。

学習障害の中で、最も多いディスレクシアは、英語圏など読みと綴りの異なる言語圏に多い。

視覚認知の障害
・すべてのものが同じ程度の見え方をする
・みんなと違うところに焦点が合ってしまう
・平仮名、カタカナであっても似た文字をなかなか区別できない
・教科書の文字が追えない
・黒板の字をうまく写せない
・文字や行を読み飛ばす、よく似た文字を読み間違う
・漢字の形を覚えられず模写がうまくできない、偏と旁などの細かい部分を間違える
・鏡文字になる
・字の形や大きさが整わない

聴覚認知の障害
・似た音を聞き違えてしまう
・聞いた内容が理解できない、聞き間違いなどが多く、指示通り行動ができない
・言葉のみの指示が伝わりにくい
・指示が聞こえないため落ち着きなく見える
・他に気をとられてしまう
・音読が遅い
・文意をとることができない
・集団の中で自分に向けられた音（話しかけ）などを聞き取るのが苦手
・物の名称などが出てこない

空間認知の問題
・計算はできるのに図形の学習が苦手
・鏡文字を書く、筆算の桁がずれる
・地図の見方がわからず、道に迷いやすい
・自分の身体であっても部位の感覚が悪い、前後左右が即座にわからない
・視点を変えて見ることが難しい
・距離感をとるのが難しい
・ルールのある遊びや運動が苦手
・整理整頓が苦手
・手先が不器用

古荘純一編著、磯崎祐介著『神経発達症（発達障害）と思春期・青年期』（明石書店）を一部改変

4-9　脳機能の視点から見た学習障害の症状理解

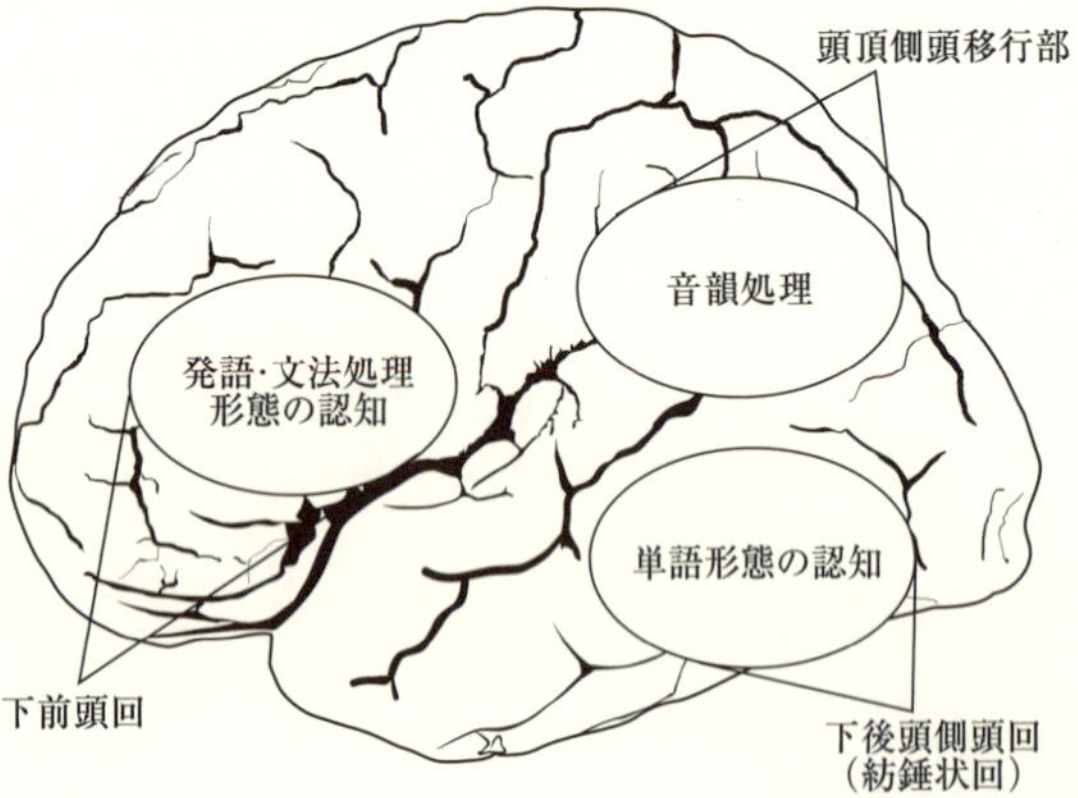

稲垣真澄他編『特異的発達障害診断・治療のための実践ガイドライン』(診断と治療社)の図を改変

4−10　読字に関わる脳部位

欧米を中心におこなわれてきた脳機能画像研究により、初期の読みには左頭頂側頭移行部が、習熟した流暢な読みには左下後頭側頭回（紡錘状回）が関わることが明らかにされている。(4−10図) ディスレクシアではこの二つの部分の活動が弱く、下前頭回や右半球の代償的な活動増強が認められる。左頭頂側頭移行部は読字障害の主たる障害要因である音韻処理に関わる部分である。一方、左紡錘状回は単語形態の認知に関連する。読字能力が習熟していくと、一文字ごとの拾い読みから単語をまとまりとして読む読み方に変わっていくが、このような習熟した読みに関わると考えられる。日本語では、左紡錘状回は主に漢字の読みに関わるとされてきたが、小児では見慣れた平仮名単語の読みにも関わっている。

5　医学面からの支援と薬物治療

発達障害に対して医学面からできることは、①診断をすること、②当事者および支援者への診断名の告知、疾患概念の解説、③薬物治療、④診断書や公的書類の作成、⑤精神療法（心理療法）、⑥対応困難な事例について連携支援の中核的役割、⑦病因の解明、エビデンス（根拠）の蓄積、⑧一般社会への概念の啓発、などがあげられる。

その中で①、③、④は医療機関でなければおこなうことができない。診断に関しては、医師が保健、教育、心理、療育等の機関に出向いて診断することはできるが、③、④については医療機関で、かつそれなりの資格・臨床経験のある医師のもとでおこなわれている。①、⑦に関しては、この章の第2、第3、第4節で、②、④、⑤、⑥に関しては第2章、第3章で折に触れて述べたので、この節では、薬物治療を中心に説明しよう。薬物の名のうち、国内で使用されている主な商品名は〈薬品名〉の形で示した。

前にも述べたように、学校で子どもの問題行動に苦慮した教師が、家族に医療機関の受診を勧めるだけでなく、薬物治療にも言及することがある。一方、できるだけ薬物治療は避けたいと考える家族も多い。そのようななかで、筆者は薬物治療にどのように対応しているのかを述べてみよう。

小児への長期投薬に際しての留意点は一般に、

① 説明と同意。医療機関ではインフォームドコンセントと呼ばれているが、治療薬の効果・副作用

等を説明したうえで、本人（原則15歳以上）、それ以下の年齢だと家族が薬物治療を受けることに同意していること。

②開始時期と年齢。神経系に作用するほとんどの薬は、小児への安全性は確立していない。発達途上の脳への影響がありうるのかどうかが確認できていない。攻撃性や不眠などやむをえない合併症状を除き、薬物は通常、就学期以降の子どもに使用する。

③有効性の予想および評価。効果だけではなく、忍容性（薬を飲み続けられるか）や副作用をふまえて判定する。薬が飲みにくい場合は、他の剤型（錠剤、散剤、液体）などへの変更や他の種類の薬剤に変更することもある。

④個別対応。症状の現れ方やその背景は一人ひとり異なっている。特に最近の研究では、体質（遺伝子なども含めた）の違いによって、その薬が効くタイプなのか、副作用が出現しやすいかなどがわかってきた。投薬前に予想するには、個別に検査をおこなうことが必要だが、まだ一部を除いて研究レベルであり、今後の進展を待たねばならない。

などがあるが、さらに発達障害の子どもへの薬物治療に対しては、

⑤その他の対応が無効であるのか。環境調節、家族への助言、心理、精神療法などを先行しておこなっているかどうかを見きわめる。

⑥必ずしも診断名にこだわる必要はない。例えば広汎性発達障害の治療薬はほとんどないが、広汎性発達障害か知的障害か診断があいまいであっても、標的症状（治療効果の評価の目安となる

症状）、例えば、パニック、自傷行為、などに向けて処方する。

⑦投薬スケジュール。副作用が出ればその時点で中止となる。薬の副作用かどうかがわからない場合は、できるだけ早く医師に服薬を継続していいかどうかを相談することが必要である。当事者からの服薬継続希望がなければ中止もしくは変更とする。薬の増量は1～4週間に一回程度のペースでおこなう。薬の効果が短期間で現れるとは限らない。筆者は、投与開始から、4週後と12～16週後を目安に効果を判定している。最低半年間は内服し、中止するかどうかを判断していく。

6　どんな薬物治療があるのか

(1)　ADHD治療薬

これはADHDの中核症状である、不注意、多動性・衝動性に関しての治療薬である。現在、日本で認可されているのは、メチルフェニデート徐放剤（徐放剤とは即効性の薬剤に対して、体内での放出効果を制御して効果を持続させる薬剤のこと）〈コンサータ〉とアトモキセチン〈ストラテラ〉の二種類である。前者は中枢神経刺激薬（覚醒作用のある薬）、後者は非刺激薬という作用の異なる薬剤である。その使い方は処方する個々の医師の判断にゆだねられているが、前者は流通管理下にあり、処方医および販売薬局が認可制で限定されている。これは、不適切な使用方法で薬物依存状態に陥ることや、副作用で成長発達を阻害することを防ぐためである。

メチルフェニデート徐放剤は、ドパミンの代謝を調節する薬剤で、就学以降の子どもが対象となる。なぜ、中枢神経刺激薬が効くのかについては、行動を抑制する機能を強めることによって効果を期待できると考えられているが、詳細は不明である。日本では、依存や乱用のおそれがあることから、この薬剤には否定的な考えを持つ研究者や臨床家もいるが、国際的な研究では有効性は明らかであり、多く使用されるようになりつつある。このメチルフェニデート徐放剤は速効性があるが、効果の持続時間は12時間くらいで、一日に朝一回内服すると夕方以降は薬の効果が乏しくなる。学校が休みの日は原則として服用しない。また不眠の副作用があるため原則として夕方以降は使用しない。さらに、食欲不振・胃痛などの消化器への副作用、頭痛などの副作用にも注意が必要である。メチルフェニデート徐放剤は、近年、思春期や成人にも処方されるようになったが、長期間処方することについては、乱用の問題もあるため、専門家の慎重な判断が必要である。

アトモキセチンは、ノルアドレナリンの代謝に関係する薬剤で、前頭前野では、ドパミンもいっしょにノルアドレナリントランスポーターから再取り込みされる。その結果、アトモキセチンはドパミンの再取り込みも阻害してノルアドレナリンだけでなくドパミンの濃度も増加させる。メチルフェニデート徐放剤と異なり、作用時間が約24時間と長いため、夕方以降、家庭でも効果が期待できる。ただし効果が現れるまでの期間はメチルフェニデート徐放剤よりも長く、休日でも継続して服用することが多い。

(2) 抗精神病薬

発達障害で特に知的障害を伴う広汎性発達障害の人の攻撃性、自傷行為、激しいこだわり、チック症の治療薬として用いられることが多い。広汎性発達障害について保険で認められているのはピモジド〈オーラップ〉一種類だけだったが、ほとんど使用されていない。ピモジドは従来型抗精神病薬と呼ばれる、古いタイプの抗精神病薬で、副作用があるなど、特に子どもには使いにくい薬のためである。

代わって現在使用されているのは、新規抗精神病薬と呼ばれるもので、発達障害の人には、リスペリドン〈リスパダール〉、オランザピン〈ジプレキサ〉、アリピプラゾール〈エビリファイ〉などが主に用いられる。2016年に広汎性発達障害に伴う易刺激性に〈リスパダール〉が適用追加され、アリピプラゾールも保険適用をめざしている。

リスペリドン〈リスパダール〉は、神経伝達物質であるセロトニン、ドパミンの受容体に作用する。セロトニンとドパミンが拮抗する（互いに効果を打ち消し合う作用）ことを利用し、中脳―辺縁系のドパミンを遮断し抗精神病効果を上げる一方で、セロトニンを遮断することで黒質―線条体系のドパミンをさほど遮断しない。そのため従来型抗精神病薬の重大な副作用であるふるえや筋肉の固縮など錐体外路症状と呼ばれる多くの運動症状が生じにくい。広汎性発達障害の行動異常にこの薬が有効であるとする、比較的低年齢における海外の使用報告研究が多くある。そのため、日本でも激しい興奮や衝動行為などの行動異常に対して使われている。統合失調症と使用法が異なり、少量投与で有効であり、症状が改善すると中止することも可能である。

オランザピン〈ジプレキサ〉は、多元受容体作用抗精神病薬で、ドパミン、セロトニンだけでなくコリン、ヒスタミン、アドレナリンなど多くの受容体にも作用する。リスペリドンと同様の効果が期待されるが、今述べたように多くの神経伝達物質への作用があるため、幼児には使用せず特に青年期以降に使用されている。

アリピプラゾール〈エビリファイ〉は、ドパミン部分作動薬で、リスペリドンに見られる眠気や体重増加などの副作用のため長期間の使用が困難な場合や、リスペリドンの効果が乏しい時に使用されることが増えてきた。

(3) 選択的セロトニン再取り込み阻害薬：ＳＳＲＩ (Selective Serotonin Re-uptake Inhibitor)

抗不安作用や抗うつ作用があり、比較的安全性が高い薬剤である。日本では、フルボキサミン〈デプロメール〉〈ルボックス〉、パロキセチン〈パキシル〉、セルトラリン〈ジェイゾロフト〉、エスシタロプラム〈レクサプロ〉が使用されている。広汎性発達障害のこだわりの症状の他、二次的な症状である不安や抑うつに使用することがある。投与開始時期や減量時の副作用には特に留意しなければならない。ある程度大量に使用しないと効果が得られないこともある。

(4) その他の薬剤

ベンゾジアゼピン系薬剤は、不眠や不安に対して使用されることがある。作用時間によって、超短時間、短時間、中間、長時間作用型の薬剤に分類されている。ベンゾジアゼピン系の薬剤は、催眠作用の他、抗てんかん作用、抗不安作用、筋弛緩作用があり、薬剤によりそれぞれの効果や作用時間が異なるので、事例に応じて薬剤を検討する。短時間（6時間以内）作用型にエチゾラム〈デパス〉、クロチアゼパム〈リーゼ〉、中時間（12～24時間以内）作用型に、ロラゼパム〈ワイパックス〉、ブロマゼパム〈レキソタン〉、アルプラゾラム〈コンスタン〉〈ソラナックス〉、長時間（24時間以上）作用型に、ジアゼパム〈セルシン〉〈ホリゾン〉、メキサゾラム〈メレックス〉などがある。長期服用で耐性が生じ、より多くの薬用量を必要とすることがある（184ページ参照）。

一部の抗てんかん薬は、本来の抗てんかん作用に加えて、気分安定効果があることがわかってきた。特にてんかんを合併している場合は気分安定効果として用いることがある。バルプロ酸ナトリウム〈デパケン〉〈セレニカR〉、カルバマゼピン〈テグレトール〉、ラモトリギン〈ラミクタール〉などであるが、ラモトリギンは特に精神科領域では高い評価が得られており、今後広く使用される可能性がある。

(5) 薬物治療一覧

広汎性発達障害の中核症状と合併する症状への薬物治療をまとめた。現在、治療開発中の薬剤も

症状構造	標的症状	主な使用薬剤	備考
中核	対人性の障害	オキシトシン	研究段階
中核・関連	常同症など	ピモジド	承認薬
中核・関連	こだわり（固執）	セロトニン再取り込み阻害薬（SSRI）	
関連症状	自傷、他害、興奮、パニック、易刺激性など	抗精神病薬（リスペリドン、アリピプラゾール、オランザピンなど）	少量で効果、リスペリドンは承認薬
二次合併	睡眠障害	ベンゾジアゼピン系薬剤 メラトニン、ラメルテオン	
二次合併	不安障害	SSRI、ベンゾジアゼピン系薬剤	
二次合併	気分障害	SSRI	
二次合併	気分変調	抗てんかん薬	承認薬
二次合併	ADHD症状	メチルフェニデート徐放剤、アトモキセチン	ADHD治療薬
二次合併	統合失調症	抗精神病薬	

古荘純一「［特集 神経・筋疾患の処方］6 自閉症」、「小児科臨床」2015年4月号

4-11 広汎性発達障害への薬物治療

紹介しておく。（4-11表）

第5章　発達障害周辺の障害や疾患

第4章では、発達障害の三つのグループについて述べたが、発達障害者支援法には、「その他これに類する脳機能の障害であってその症状が通常低年齢において発現するものとして政令で定めるもの」という条項があり、「これに類する」ものの定義があいまいである。この章ではDSM-5で神経発達症（本書では発達障害と呼ぶ）に分類されている、代表的ないくつかの疾患について触れる。また、発達障害に合併することの多い精神疾患等についても述べておく。

1　知的障害

発達障害と知的障害の関連について以下の三つの考え方がある。①発達障害の一タイプとして知的障害を位置づける、②合併例が多いことから、両者を一つのカテゴリーとして扱う（その場合は発達障害と称されることが多い)、③両者をそれぞれ別個の疾患単位として扱う、である。①は医学診断学分類、②は旧来の行政、福祉機関の概念であったが、むしろ知的障害を伴わない発達障害が多いことや、知的障害のない発達障害への支援と、知的障害へのそれとはあり方が異なることから、③の別個の疾患単位として扱う考え方も普及してきた。(5-1図)

ここでは、現在の医学概念をそれぞれの考え方をふまえて述べていくこととする。用語や歴史的変遷などについては、210ページ以降で述べる。

症状

まず、知的障害について説明しておこう。その人の生活年齢に比べて発達年齢が遅れていることである。例えば、実際の年齢は7歳であるのに3歳程度の幼児のレベルのことしかできないのであれば、知的障害の概念にあてはまる。知的障害は従来、発達指数(Development Quotient＝DQ、知能検査ができない乳幼児に用いられる)もしくはIQを測定して判断していた。発達年齢と暦年齢が等しい状態をIQもしくはDQ100として、その指数が低いほど重度であり一般の人にも、そのハンディキャップは理解しやすかった。程度を指数化して評価するため、DQやIQの数値が低いほど遅れがめだつことになり、早期診断が可能であった。

現在、社会・福祉的な支援を受けるための知的障害の診断はIQの数値を利用している。過去のDSMの基準では、単にIQだけではなく、学校や家庭、地域社会などへの適応能力も加味して判

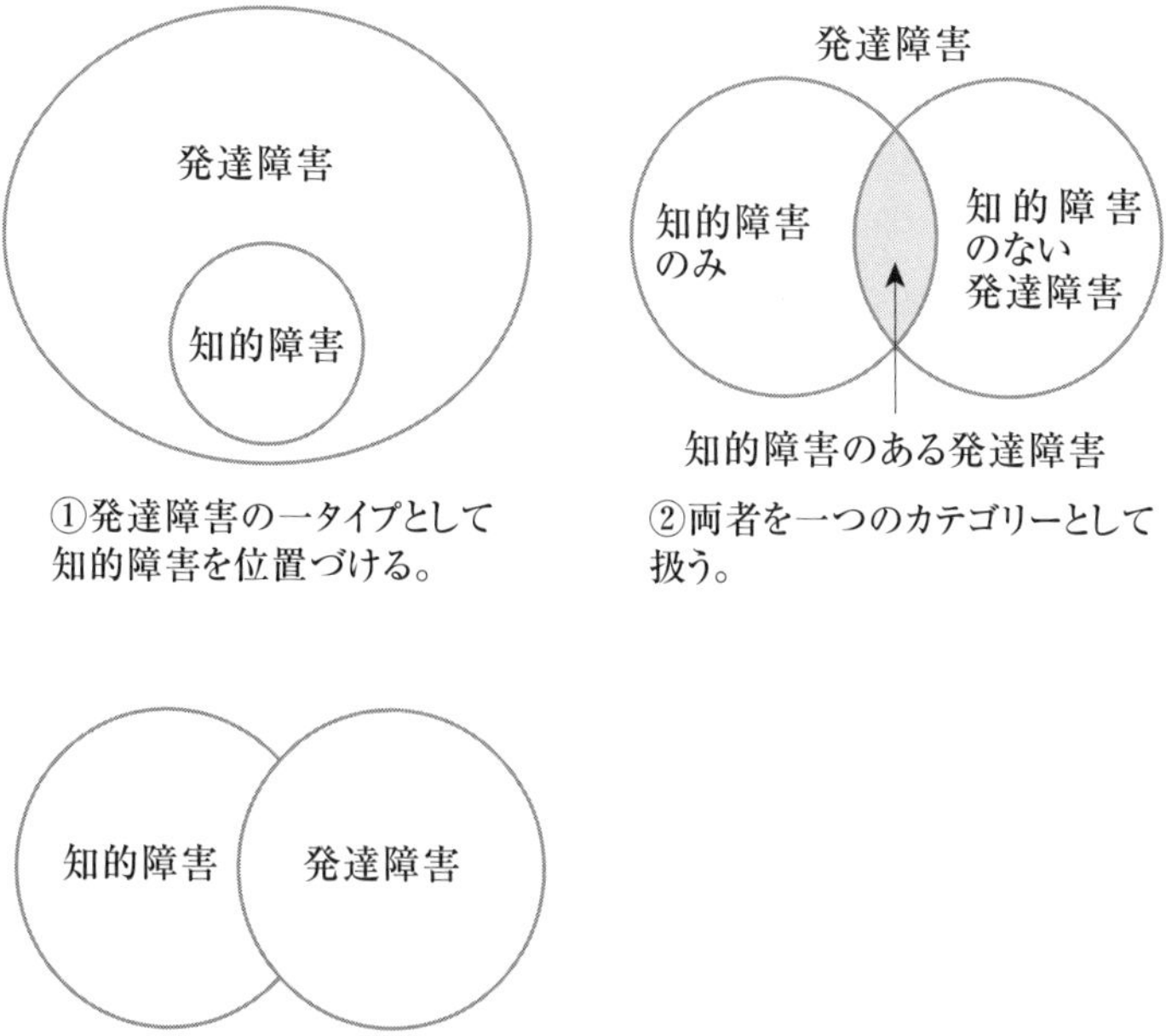

①発達障害の一タイプとして知的障害を位置づける。

②両者を一つのカテゴリーとして扱う。

③両者をそれぞれ別個の疾患単位として扱う(知的障害のレベルが軽度であれば発達障害を診断名とし、中等度以上であれば知的障害の診断名を優先する)。

5-1　発達障害と知的障害の関係

	概念的領域	社会的領域	実用的領域
領域	従来のＩＱや学業に類似した領域	言語・対人関係を中心とした社会性の領域	生活場面における学習と自己管理の領域
おもな内容	記憶、言語、読字、書字、実用的知識、問題解決、新奇場面における判断	他者の思考・感覚・経験への意識 共感、対人コミュニケーションスキル、交友能力、社会的判断	身辺処理 仕事、金銭管理、余暇、行動の自己管理、学校・仕事における課題の管理

古荘純一編著『子どもの精神保健テキスト』(診断と治療社)

5-2　知的障害の評価の３領域

断することになっているが、それを判断できる客観的な指標も乏しいため、実際の現場でもＩＱをもとに診断、重症度分類をおこなってきた。

ＤＳＭ-５では、知的障害は、発達期に発症し、知的機能と適応機能両面の欠陥を含む障害であると明確に規定され、適応機能の基準も詳しく示された。知的機能とは、言語理解、記憶判断、情報処理などの全般的知能であり、臨床的評価と知能検査によって確認するもので、適応機能の障害とは、「同じ年齢および社会文化的な背景をもつ人と比較して、個人的自立および社会的責任における集団の標準をどれだけ満たしているかを示している」(ＤＳＭ-５の翻訳書より抜粋)。つまり、継続的な支援がなければ、家庭、学校、職場、および地域社会に適応できず、自立や社会参加が困難であることを意味する。その重症度は、概念的領域、社会的領域、実用的領域の三つの領域で判断されることになった。(**5-2表、5-3表**)

ＩＱ(ＤＱ)による判断は、通常65～75(70±5)の値が知的障害の有無の境界とされる。適応機能は、文化的に適切で精神測定学的に信頼できる尺度を用いて評価することになっているが、日本で

重症分類	概念的領域	社会的領域	実用的領域
軽度	成人が日常的に使用する読字、書字、時間、計算等の習得は困難である。	対人状況で、自分の意思を他人に伝えることが時に困難である。	複雑な日常生活上の課題は支援を必要とする。自立は支援が必要。
中等度	成人期においても学習技能の習得は、初等教育レベルである。	社会的コミュニケーションにおいては、かなりの支援が必要である。	簡単な身の回りのことはできるが、長期、継続的な支援が必要で自立は困難である。
重度	書かれた言葉、数、量、時間、金銭概念を理解できない。	単純な会話と身振りによるコミュニケーションが可能な程度。	日常生活すべての面において援助が必要。
最重度	簡単な読字、書字、数字の概念、実用的知識も獲得ができず、幼児レベル以下である。	自分の意思は、非言語的コミュニケーションで伝え、家族等限られた人以外との意思疎通は困難。	日常生活すべての面において他者に依存する。

（著者がDSM–5を簡略にまとめたもの）

5–3　知的障害の重症分類

開発された尺度はなく、海外の尺度を翻訳したものが使用されはじめている。

発生原因と頻度

知的障害の頻度は、全小児人口の1～2％程度と推定されているが、年齢によって変動する。その約8割がIQ50～70程度の軽度知的障害であり、発達障害の兆候のある子どもも多い。

一方、IQがそれ以下の場合は何らかの基礎疾患を伴うことが少なくない。出産前の病因として、染色体異常疾患、先天性代謝異常、脳形成異常、母体・胎盤疾患（母体の感染症など）、および環境の影響（例＝アルコール、他の薬物、毒物、催奇性物質）が挙げられる。出産時の要因には、分娩時のトラブルによる仮死や脳出血によるもの、出生後の要因には、低酸素性虚血性障害、外傷性脳損傷、感染などがある。

男性は女性と比べて、知的障害の頻度が高い。軽度（平均男女比1・6対1）および重度（平均男女比1・2対1）とされている。この要因として、男性のみに症状が出現する伴性遺伝子による要因や男性の脳損傷に対する脆弱さなどが指摘されている。

中等度以上の知的障害の場合、生活自立が困難であり、結婚して子どもを授かり育てることが困難である。従って遺伝子研究そのものが対象とならない。軽度の知的障害の場合は発達障害が合併していることが多い。また軽度の知的障害の場合はその原因も不明とされるものが多いため、遺伝子や脳科学的研究にもとづいた病因の研究は進んでいない。

＊

40ページで述べた、広汎性発達障害とは診断ができないが発達の偏りの見られる、いわゆる「発達凸凹《でこぼこ》」の多くは、ＩＱは正常以上であるが適応機能が悪いことが特徴である。さらに広汎性発達障害の人も、多くはＩＱが正常であるが適応機能は悪い。一般に発達障害の人は、通常の環境では、さまざまな内容や程度の不適応をきたしやすい。本書でも、いくつかの事例で述べているが、発達障害の支援に携わる者は、学力には問題がなくても、就労や社会生活などで困難をきたすことをよく経験する。

ＤＳＭ‐5では、例えば概念的領域は高くても実用的領域が低いなど領域による差が大きい場合は、支援ニーズを考えると、より低い領域に合わせることが実際的であるとしている。広汎性発達障害ではＩＱが正常以上であっても、社会的領域、実用的領域が低い。同様にＡＤＨＤでは、実用的領域が低い。低い方の領域に合わせ評価すると、広汎性発達障害やＡＤＨＤの多くの人が、知的障害の合併があると評価することになり、混乱をきたしかねない。

もう一つの課題は、この診断基準が5歳未満の子どもには使用しにくいことだ。ＤＳＭ-5では「全般的発達遅延」と大枠の判断を行い、一定期間空けて、再度その程度を評価することになる。特に遅れが明らかな子どもには、正確な診断評価よりもまず療育につなげる方が現実的である。

2　発達性協調運動障害——見逃されている発達障害

発達性協調運動障害（Developmental Coordination Disorder＝ＤＣＤ）とは、わかりやすく表現すれば、「病的に不器用」な人のことである。教育の現場では、多くは見落とされていて、適切な支援が得られないばかりか、不当に低い評価を受けていることも推測できる。それゆえ筆者は、今後、日本でも発達障害と認識されるべき一タイプであると考えている。

協調運動とは、ある目的のために体の筋肉を協調して動かすことで、それは脳神経でコントロールされていて筋肉の運動として観察される。

発達性協調運動障害は、１９８７年にＤＳＭ-Ⅲ-Ｒに新しい疾患単位として認定され、ＤＳＭ-Ⅳ、ＤＳＭ-5でも引き続き、発達障害の一タイプとして認定されている。しかしながら日本での認知度は低く、発達障害者支援法においても、発達性協調運動障害をその一つのタイプとして独立させた記載はない。また教育の現場でも特別支援教育の対象という認識はされていない。一方、筆者は医療の現場で発達障害者支援法にある三タイプと併存することを少なからず経験するが、臨床医の認知度も決して高くない。

症状

歩行や物の持ち上げなど全身的な運動発達には明らかな遅れがないものの、手先を使う細かい運動が日常生活の活動や学業に明らかな支障をきたす症状で、運動障害を引き起こす病因が確定できないこと、いわゆる「不器用」であることを特徴としている。

診断名にある「運動」の語を、教科としての体育と混同してはならない。DSM-5の診断基準の文言「生活年齢にふさわしい日常生活活動を著明および持続的に妨げており、学業または学校での生産性、就労前および就労後の活動、余暇、および遊びに影響を与えている」にある通り、運動面だけの問題でなく、学業・日常生活に、学校だけでなく就労後も長期に持続する問題を含んでいる。

年代順に述べてみよう。まず、幼児期には、「ボタンがうまくとめられない」「はさみが使えない」「おもちゃを箱にしまう時に失敗が多い」「簡単な図形や字を模写できない」などの症状で、保護者をはじめ、保育士や幼稚園・保健師が気づくことになる。しかし気づいた側に発達性協調運動障害という疾患概念がないと、理解や支援につながらない。発達障害支援者の講演会では「不器用さ」というテーマに関しての受講の希望が多いという。今後この関心が、発達性協調運動障害の理解につながっていくことを期待したい。

学校生活になると、体育、家庭科などの実技系の科目での困難さだけでなく、「筆記がうまくできない」ということも重大な問題である。学校では、例えば黒板に書かれた文字をノートに書き写すことが困難である。板書を消される前に書き写そうと努力すると、不正確で字の判読ができない。そのため、同級生ばかりか教師までもが、「字が汚い」「授業に集中していない」などと誤解し、教師から過小評価されたり、同級生からのからかいの的となる。このように、学習の場で「不器用」としか理解されないことから、いじめの対象になったり、筆記試験で教師から不当に低い評価を受けることがある。その結果、自信の低下や不登校などにつながりかねない。

青年期には、就労、余暇などの日常生活にも影響を与える。発達性協調運動障害の症状そのものが周囲に理解されないため、「気が利かない」「仕事を任せられない」といった誤解を生み、就労の現場で不当な評価を受ける、集団でのレクリエーションなどにも声をかけられないなど、対人社会関係における二次的な弊害も大きくなってくる。

運動機能については、広汎性発達障害、ADHD、学習障害の三つのタイプと異なり、質問紙などの尺度を用いた検査も診断には役に立たない。この障害への適切な診断方法の開発も望まれる。

発生原因と頻度

1980年代初頭のアメリカでは、不器用さは学習障害の一部だとみなされていた。しかし、不器用さの改善をめざして導入された知覚運動訓練や感覚統合訓練と呼ばれる介入が、学習障害の改善には役立たないことが明らかになり、1987年にDSM-Ⅲ-Rの中で発達性協調運動障害が運動スキル障害として、学習障害から独立した疾患単位として認定され、DSM-ⅣそしてDSM-5でも一つの疾患単位として記載されている。アメリカの報告では、有病率は学童期の子どもの5〜6%、すなわち学習障害やADHDと同等かそれ以上で、クラスに1〜2名はいると推定される。専門の作業療法士による運動機能と感覚機能の認識を高める感覚統合プログラムなどによって症状は改善できるが、支援がないと、さまざまな不適応や合併症を引き起こすことがある。

前述の通り、この障害は学習障害の一タイプと考えられていたが、学習障害の研究自体に、遺伝子や脳科学研究の報告は、ADHDや広汎性発達障害と比べてきわめて少なく、同様に、発達性協調運動障害についても科学研究の報告はほとんどない。

発達性協調運動障害の診断には神経および筋そのものに異常がないことが条件であり、小児神経科や（小児）整形外科など、神経・筋疾患を担当する診療科で異常のないことを確認する必要がある。しかし、これらの診療科でも、発達性協調運動障害の認知度が低いため、単に「異常がない」というコメントで終わり、正しい診断や支援につながっていないことも危惧される。

3 吃音《きつおん》

ＤＳＭ-５の発達障害のカテゴリーの一つにコミュニケーション障害がある。その中には、①言語障害、②語音障害、③小児期発症流暢障害（吃音）、④社会的（語用論的）コミュニケーション障害、⑤特定不能のコミュニケーション障害がある。ここでは、比較的認知度の高い吃音について説明する。

症状

吃音は、診断学的には、会話が異常なほど流暢ではなく、時間がかかることを特徴とする。当然ながら、発達年齢と比較して、明らかなほどめだつことが診断の条件となる。具体的には、

① 音声または音節の頻繁な反復または延長、
② 単語が途切れること（例えば、一つの単語の途中で発語が休止する）、
③ コミュニケーションの休止状態（無言状態でコミュニケーションの停止）、
④ 遠回しな言い方（吃音になりそうな言葉を避けて他の単語を使う）、
⑤ 過剰な身体的緊張とともに発せられる言葉・単音節の単語の反復、

などの特徴がある。

保護者（もしくは当人）が訴えるのは、「初めの言葉が出にくい」「同じ発音をくり返す」「最初の音をのばす」「スムーズに会話ができない」などがある。簡単な会話が可能となる２〜４歳にその兆候が見られ、大部分が就学前に発症する。

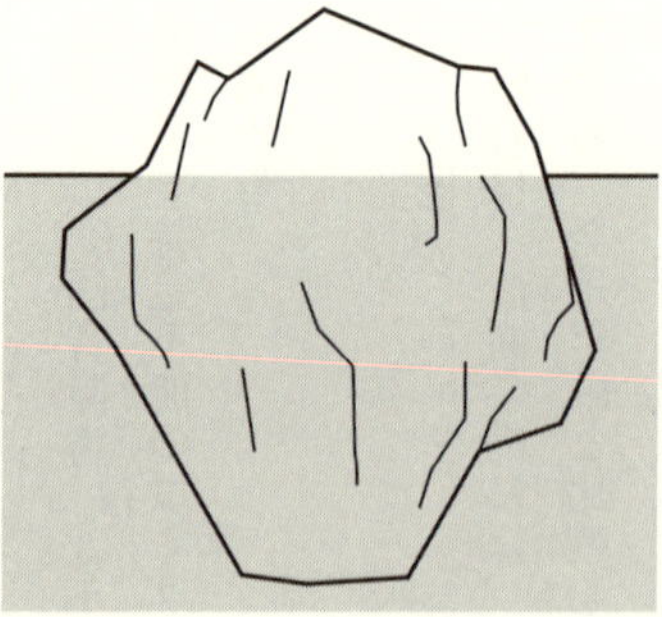

5-4　吃音を氷山にたとえたシーアンのモデル

吃音研究者で自身も吃音があるアメリカの言語病理学者ジョゼフ・G・シーアンは、吃音を氷山にたとえて解説している。水面の上に出ている部分が目で見える話し方などの神経発達に関係しているもので、水面下は心理的な側面を示唆している。すなわち、心理的な要因の関与は大きいものの、症状は神経学的要因が大きいことを意味している。（5-4図）

当事者は、吃音が起きることに対する予期不安が生じることが多く、本人は会話の機能を調節する（例えば、話す速さを変える、苦手な単語や音を避ける）、または電話や人前で話すなどの特定の会話の状況を避けることによって吃音を回避しようとする。このような状態に周囲が着目すると、本人はさらにストレスや不安を抱えて、吃音を悪化させることがある。「落ち着いてゆっくり話しなさい」などと助言することは、他人から注目されていると感じて、逆効果となる。具体的な接し方として、吃音をなくすことではなく、多少の吃音があっても会話を避けることなくおこなえるように、発話への不安や緊張を軽減したり、発話に対する自信を持たせたりすることである。吃音があっても、その子どもが話したい内容に耳を傾け、そのままの話し方でよいと自然に接することにより、会話に関する不安や恥ずかしさを軽減させることが重要である。

発生原因と頻度

吃音は、幼児が2語文以上の複雑な発話を始める時期に起きやすく、2〜7歳に発症する場合がほとんどで、この年代の5％程度の子どもに見られる。男児の割合が高く、65〜85％は自然に軽くなる。そのため、心理的な要因から検討されることが多かったが、吃音の人が話している時の脳の活動を調べると、吃音のない人と異なり、

① 吃音が生じている時に脳の右半球（大部分の人の言語中枢がある反対側）が大きく活動している。
② 吃音が生じている時に左半球の聴覚野（音を聞いた時に活動する領域）の活動が低い。

との報告がある。すなわち、発症には脳機能的な側面の関与があることを示している。

大部分の子どもは就学後まもなく回復しているため、8歳の時点での吃音の残存の度合いで、青年期以降の回復または持続が予測できるが、大規模でかつ信頼できる発生頻度調査はおこなわれていない。多くの小児で発達の途上に見られるため診断学上の線引きが難しいこと、持続する事例は、海外を含めて医療よりも、心理、教育的な側面から検討されていることがその原因だろう。

4　チック症

チックという言葉は、ほとんどの方が知っていることだろう。言葉で定義すると、「突発的、急速、反復的、非律動的、常同的な運動あるいは発声」ということになる。チック症状は、10〜24％の子どもに見られるきわめてありふれた症状である。反復することはあっても、ほとんどが一時的であり、また生活に支障をきたすことは通常ない。症状が持続し、生活に支障をきたす状態が確認できれば、「チック症」としての診断と対応が必要となる。

症状

チックには運動性の症状（運動チック）と発音・発語症状（音声チック）がある。例えば、「うっ・うっ」と声を出す、鼻をすする、短時間のまばたきや顔しかめをくり返す、などである。チックは当人には抵抗できないと感じられることが多いが、ある程度の時間であれば止めることができ、その時間はさまざまである。不随意的運動とされるが、短時間であれば随意的制御が可能なので、「半不随意」と呼ぶこともできる。

さらに、典型的な単純チックと、目的性があるように見える複雑チックとに分けられる。単純運動チックは明らかな目的もない運動症状で、頻度も多い。複雑運動チックは、体のいろいろな部分が一緒に動くチックで、顔の表情を変える、髪に頻繁に触る、跳ねる、地団太を踏む、物の匂いを嗅ぐなどがある。一方、単純音声チックには、コンコン咳をする、咳払いする、鼻をクンクンさせる、鼻を鳴らす、吠えるなどがある。複雑音声チックでは、状況に合わない単語や句のくり返しが一般的で、特異的なものに、汚言症（卑猥な言葉や俗語を言う）、反響言語（質問された言葉をそのまま返す＝エコラリア）、反復言語（同じ言葉をくり返す）がある。

チックは変動しやすく、自然の経過として、部位、種類、頻度が変動したり、軽くなったり重くなったりをくり返すことが多い。また、状況によって変動することもあり、不安や緊張が高まる時、不安や緊張が解ける時、興奮する時に増加しやすく、一定の緊張度で安定している時、作業に集中している時に少なくなりやすい。心理的要因のみならず、疲労時、女性の場合は月経前に増加しやすく、睡眠時にほぼ消失する。チックをせずにはいられないという抵抗しがたい感覚があり、チックをするとこの感覚は軽減・消失する。この感覚を、前駆衝動または感覚チックと呼んでいる。すべてのチックが前駆衝動を伴うわけではなく、自動的に始まることもしばしばある。年齢が上がると、チックよりも前駆衝動の方が生活上で問題になる場合もある。

支援者は、家族や本人に対して、チック自体はありふれた症状であり、一種の「くせ」「性格」のようなものとして、うまく付きあっていければよいと説明する。チック症と診断された場合も、本人が悪いわけでも、親の育て方が悪いわけでもなく、チックの変動性や経過の特徴を伝えて、ささいな変化で一喜一憂しないでいいことを理解させ、不必要な緊張や不安を減らすようにうながす。チックをまったく無視すると逆に本人も家族も緊張するため、本人の特徴の一つとして受容していくことを勧める。もちろん、チックをやめるように叱ることは絶対に避けねばならない。チックの症状のみにとらわれずに、長所も含めた本人全体を考えて見守る姿勢が重要である。

発生原因と頻度

学校などでチックにより特に支援を要する者が1％程度、積極的な医療治療（薬物治療）などが必要な者は0・1％程度とされている。チック症は男性に多い。

チック症は生物学的な基盤のある疾患と考えられている。チックになりやすい素質の遺伝が関与することが研究によって強く示されており、複数の遺伝子と環境要因とが関与する多因子遺伝ではないかと考えられている。ドパミンをはじめとする神経伝達物質のアンバランスとともに、運動の調節に深く関わる大脳基底核を含んだ脳内回路に異常があると考えられている。

チック症はＡＤＨＤとの併発が多いことが特徴で、何らかの共通の病因も考えられている。そのほか、吃音や広汎性発達障害など他の発達障害との併存も多い。一方、強迫性障害（180ページ参照）との併存が高いこともよく知られている。強迫性障害は、扁桃体や大脳基底核など脳の機能異常を示す研究結果が多く報告されているが、これもチック症と重なり合う病因があるととらえることができる。また、チック発症後に、不安障害、気分障害、睡眠障害などを併発することが多いのも問題になる。このような併存症については、次に述べる。

5　合併症としてのさまざまな精神疾患

二次合併症

発達障害の人は、さまざまな症状や精神医学的合併症を伴うことがある。診断に必要な症状（中核症状）ではないものの、不眠やパニック、就学以降のトラウマ体験や集団不適応などの症状は、発達障害がない人よりも明らかに高い頻度で見られる。さらに、不安障害、統合失調症といった他の精神疾患の合併が少なくない。

筆者は、前者を関連症状、後者を併存精神障害（精神医学的に別の診断名がつけられるもの）とし、両者を合わせて二次合併症と呼んでいる。

(1)　広汎性発達障害の二次合併症

広汎性発達障害の関連症状として、幼児期には、①不注意、多動性・衝動性（ADHD症状、ADHDの合併と診断されることもある）、②日常生活の問題として、偏食、不眠、衛生習慣の異常、③パニック・かんしゃく・自傷行為、などが見られる。学童期にはそれに加えて、④学習の問題、不器用さ（学習障害や発達性協調運動障害と診断されることもある）、⑤不安、傷つきやすさ、回復困難、⑥不登校、集団不適応がある。さらに思春期以降には、⑦ファンタジーの世界への没頭、などが見られる。

併存精神障害には、他の発達障害、不安障害、強迫性障害、気分障害、統合失調症、などがある。それぞれの概念については、後で示しておく。

(2) ADHDの二次合併症

ADHDの二次合併症では、関連症状として、幼児期に見られやすいのが、①言語発達の問題、②不器用さの問題、③過食などの健康上の問題、④事故に遭遇するリスク、などである。

①の言語発達では、否定語や言い回し、過去形や未来形での話が同年代の子どもと比較して理解できにくい。②の不器用さは、目的を持ちかつ結果を予想しながら有効に運動する協調運動ができないことだが、ADHDの子どもは、当人にはそのつもりはないものの周囲から見ると、無駄な運動、余計な行動がめだつ。一方、前述した、発達性協調運動障害との合併がもともとある可能性もある。④については、交通事故に遭う確率や、誤飲のリスクが高い。

学童期に見られやすい問題として、⑤家族内葛藤、⑥学業不振、⑦不眠、などがある。思春期以降に見られる問題として、⑧事故（違反・加害）と怪我、⑨約束違反、規則違反、⑩アルコール依存、薬物乱用、早期からの喫煙、⑪早婚、社会的孤立により、子どもをきちんと養育できない、時には虐待する可能性、⑫失業率が高い、などがあげられている。

思春期以降に治療や支援によりADHDの中核症状は改善するものの、二次合併症の改善は明らかではなく、生活上の困難さが続くことは少なくない。

(3) 学習障害の二次合併症

学習障害の人も、程度は軽いものの、ＡＤＨＤ、時には広汎性発達障害と類似した二次合併症が見られることがある。

併存精神障害

発達障害の人の併存精神障害として、発達障害それぞれの診断の重なりがある。広汎性発達障害の人の一部は知的障害を合併することがあるが、118ページで述べたように、知的障害が重度であるほど、発達障害の診断は難しくなる。一方、広汎性発達障害とＡＤＨＤ、ＡＤＨＤと学習障害は高率に合併しており、経過とともに診断名が変更されることもある。

チック症の合併が多いことはこれまでも報告があったが、発達性協調運動障害の合併もしばしば見られる。以下、主な併存精神障害について、ふれておく。

(1) 不安障害

不安は、誰でも持っているものである。しかしその不安が過度に肥大し、日常生活に影響をおよぼすようになった場合に不安障害と診断する。旧来の「神経症」とか「ノイローゼ」と呼ばれた概念に近く、対人恐怖、視線恐怖、パニック症などの名前で一般に使用されることもある。

不安障害は小児期から青年期に発症することが多いが、不安の対象が漠然としており、本人にとっては堪えがたいものであっても周囲にはわかりにくい。また、子どもの不安障害は、成績や行動面の問題に比べて気づかれにくいことから、支援にもつながりにくい。しかしこれを放置すると対人関係の障害をもたらし、仲間からの拒絶や無視、学業不振、未成熟といった不当な結果を招くことになり、いじめ、不登校やひきこもりに陥ることもある。不安障害は、生涯有病率（一生のうち一度でもその診断基準を満たした人の累計）が高く、28％という報告もあるが、アメリカでも医療支援を受けているのは、2割程度で、日本では大部分が医療機関を受診していない。

(2) 強迫性障害

強迫とは、自分でもその内容が無意味、不合理でばかばかしいと思っていても、自己の意思に反してくり返しわき上がる考え方（強迫観念）と、その考えを振り払うためにくり返しある行為をおこなうこと（強迫行動）である。強迫性障害は、強迫観念および強迫行動のために、日常生活に支障をきたす状態に対しての診断名である。よく見られる例としては、不潔なものへの強迫観念（汚染強迫）とそれを振り払うために手洗いをくり返すこと（洗浄恐怖）があげられる。

5-5図のように、強迫性障害には、いくつかのタイプがある。

広汎性発達障害のこだわりと強迫性障害の症状には似ている点も多いが、その差異や対応の違いに関しては、さまざまな報告はあるものの、十分に解明されていない。

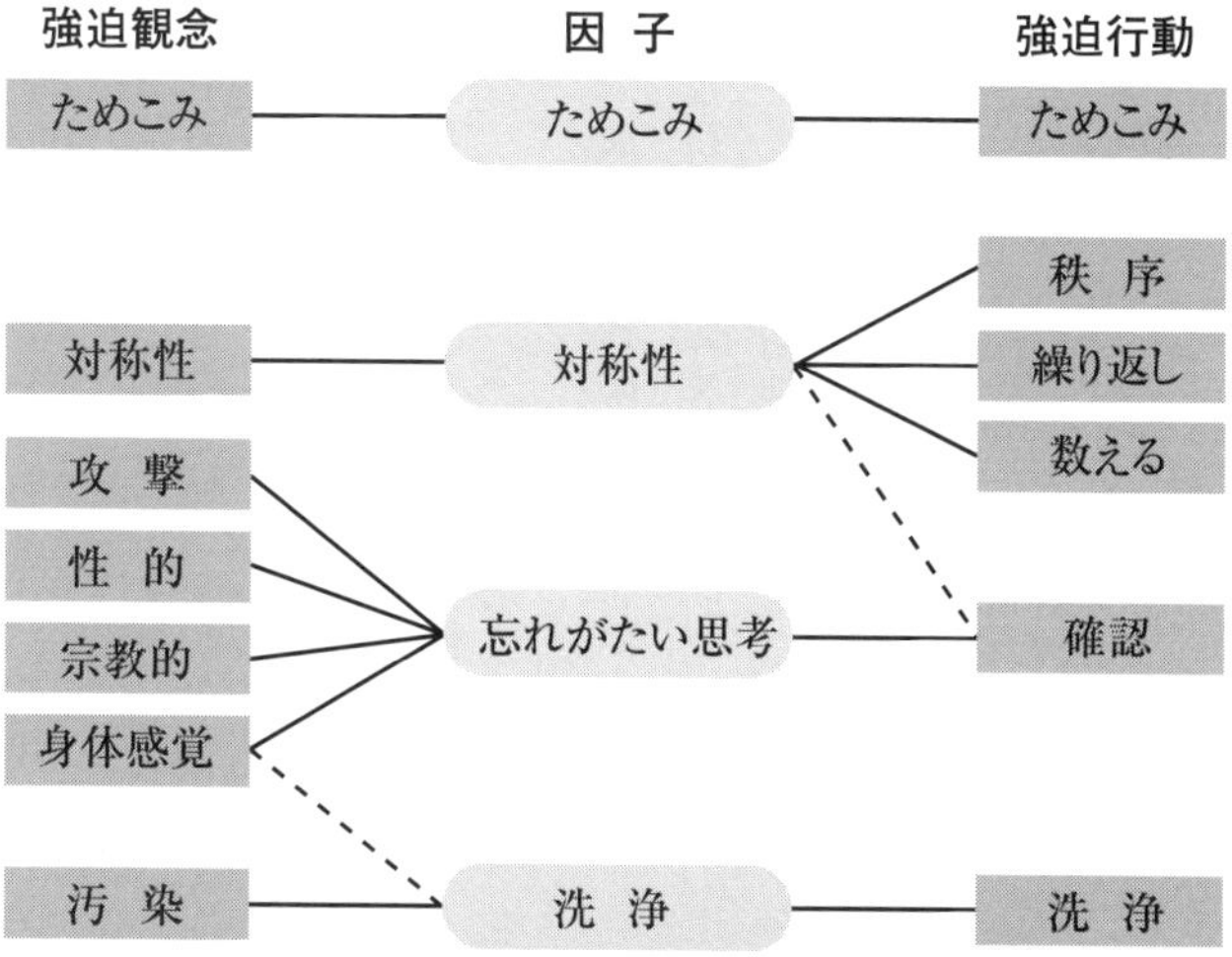

Bloch, M. et al. "Meta-analysis of the symptom structure of the obsessive-compulsive disorder" *Am J Psychiatry* 2008 Dec.: 1532−42 を改変

5−5　強迫観念と強迫行動の因子構造

(3) 気分障害、うつ（鬱）病

発達障害の青年に、最も起きやすい合併症はうつ病である。うつ病も生涯有病率が高く、15〜20％という報告もあるが、ＡＤＨＤの人では20〜50％になる。うつ病は、単に気持ちが沈んでいるという「抑うつ」の状況ではなく、悲しみに満ちあふれた状態で、何も考えられないといった精神症状に加えて、身体症状も現れる。

精神症状には、①興味関心の減退＝例えば、「何をやっても楽しくない」「一番興味を持っていたものもおもしろくなくなった」など、②意欲・気力の減退＝例えば、「何もやりたくない」「気力がわかない」など、③知的活動能力の減退＝例えば「何も頭に入らない」「考えようとしても考えられない、判断できない」などの様子が見られる。子どもの場合は、いらいらする、短気になり問題行動をおこすなどの様子も見られる。

一方、身体症状には、①睡眠障害、②食欲障害、③身体の倦怠感、④朝、調子が悪く、夕方からやや楽になる日内変動、などがある。うつ病の睡眠障害はさまざまな種類があるが、中途覚醒（夜中に目が覚めて眠れない）や早朝覚醒を伴うのが特徴である。食欲障害は、食欲不振の他、腹痛、吐き気、便通異常などの訴えがある。体の倦怠感には、何もしていなくても疲労感が強く、また休息しても回復しない、などがある。

(4) 反抗挑戦性障害と素行障害

反抗挑戦性障害とは、「目上の人に対しての拒絶、反抗、不従順的で挑戦的な行動をくり返す」ことが特徴の精神障害である。DSM-5の診断基準には、かんしゃくを起こす、故意に他人をいらだたせる、自分の失敗や無作法を他人のせいにするなどの項目があるが、評価が主観的となる面があるため、学校などで、単に自分に対して反抗的、不従順であるというだけでそう考えることは適当でない。日本では系統だった調査はおこなわれていない。ADHDの子どもは通常、意図的に反抗したり挑戦的であったりすることはなく、むしろ裏表のないやんちゃな子どもらしい面がめだつが、叱られることが続き、自信を喪失していくうちに、意図的に行動するようになり、反抗挑戦性障害と診断されることもある。

素行障害とは、DSM-5の概念で「他者の基本的人権または年齢相応の主要な社会的規範または規則を侵害することが反復し持続する行動様式」である。年齢相応として社会から容認される範囲を大きく超えている、視点を変えれば、非行と呼ばれるような行動は、ほとんどが素行障害の診断基準を満たすとも考えられるが、厳密な診断基準を用いた調査が容易ではなく、この障害も、日本では系統だった調査はおこなわれていない。しかし筆者は、厳密な意味での素行障害は稀であると予想している。なお、DSM-5では、診断基準とはしていないが、「後悔または罪責感の欠如」「冷淡――共感の欠如」「自分の振る舞いを気にしない」「感情の浅薄さまたは欠如」などの項目についても言及しており、今後、より精神神経医学の面から検討されていくだろう。

(5) 睡眠障害

発達障害に睡眠障害が合併することも多い。また比較的早期から合併することもあり、セロトニンやメラトニンなど睡眠に関係する神経伝達物質の代謝に何らかの問題があることも推測されている。

一般には睡眠障害というと不眠症のイメージが強いが、睡眠障害は時間などの量的な問題にとどまらず、睡眠パターンなどの「質」や悪夢、夜驚症、夜尿といった「随伴症状」など、さまざまな問題を包括した障害である。発達障害に限ったことではないが、子どもが睡眠の問題を抱えやすいことは理解しておかなければならない。

	おもな薬剤名〈商品名〉
ベンゾジアゼピン系	
短時間作用型	エチゾラム〈デパス〉、クロチアゼパム〈リーゼ〉
中時間作用型	ロラゼパム〈ワイパックス〉、ブロマゼパム〈レキソタン〉、アルプラゾラム〈コンスタン〉〈ソラナックス〉
長時間作用型	ジアゼパム〈セルシン〉〈ホリゾン〉 メキサゾラム〈メレックス〉
イミダゾピリジン系	ゾルピデム〈マイスリー〉
メラトニン代謝作動薬	ラメルテオン〈ロゼレム〉

5-6　睡眠障害の治療薬

睡眠障害の治療薬にはさまざまな種類のものがある。160ページの4-11表に示したが、現在主流として使用されているのは、ベンゾジアゼピン系薬剤である。それ以外に、超短時間作用のゾルピデムと、ラメルテオンが用いられる。使用されている主な薬剤を5-6表に示す。

睡眠障害のタイプにより用いられるが、小児には入眠困難が多いため、短時間作用型よりも、ゾルピデムやラメルテオンが用いられることも多いが、低年齢では安全性が確立していない。

ベンゾジアゼピン系の薬剤は、催眠作用の他、抗てんかん作用、抗不安作用、筋弛緩作用などがあるが、睡眠薬として使用すると、それ以外の作用は副作用ということになる。逆に、抗不安薬や抗てんかん薬として使用される場合には催眠作用が副作用となる。

長時間作用型は、抗てんかん薬として用いられることが多い。発達障害の人は、両者の症状を併せもつ（不安と不眠、てんかんと不眠）ことが、少なからず認められるため、両者への効果を期待して用いられることもある。メラトニン製剤そのものは日本では発売されていないが、知的障害の子どもや不規則睡眠・覚醒パターン（不適切な時間帯に眠ってしまい、望ましくない時間帯に覚醒すること）のある子どもには有効であるため、海外からの個人輸入や、一部の医療機関ではメラトニンとして使用することもある。セロトニン作動薬が二次的にメラトニン代謝に関与し睡眠障害が改善することもある。ただしフルボキサミンとラメルテオンは薬理作用上、併用することは禁忌とされている。

(6) てんかん

てんかんとは、さまざまな原因によってもたらされる慢性の脳疾患で、大脳神経細胞の過剰な発射（脳神経細胞ネットワーク間における異常に電気的に興奮した神経活動）による反復性の発作（てんかん発作）を特徴とする。そのため、厳密に言えば、てんかんは神経疾患であり、発達障害の併存精神障害ではない。しかし、てんかんは、以前は統合失調症と気分障害と合わせて三大精神病として精神科で診察されてきた経緯があり、現在でも成人は精神症状を合併することもあるため、精神科で診察されることが少なくない。てんかんについても、ここでふれておく。

発達障害の子どもがてんかん発作をおこしやすいことは知られている。特に知的障害を伴う場合は高率になるが、その他でも発達障害の子どもは、発達に問題のない子どもと比べて数倍から十数倍程度の発症率があると見られる。広汎性発達障害の子のてんかん発作の発症は、幼児期以前と思春期にピークがある。てんかん発作は、意識をなくしたり、手がぴくぴくするなどの発作のような症状を伴うことが多いが、明らかなけいれん症状が特になく、意識がもうろうとするのみ、知覚の異常を感じるのみの場合、すぐには診断されないこともあるので、てんかん発作が疑われる場合は、専門医に相談する必要がある。思春期になると、てんかんであっても脳波検査で異常が出ないことがあるので、よく発作の時の様子を確認し、できればその時の様子をメモをとるなどして、詳しく医師に話すことで診断が可能となる。

また、てんかんの治療経過が長いと、てんかんの症状そのものにうつ病や統合失調症などの精神症状が見られることがある。この場合、てんかんそのものの経過と関係しているのか、たまたま合併したのか、あるいは一部の抗てんかん薬の副作用と関係しているのか、専門医に相談する必要があるが、現実は、発達障害、てんかん、精神症状すべてに詳しい医師はほとんどいない。適切な診断や治療のためには、各診療科間のネットワークづくりが重要である。

(7)　統合失調症

広汎性発達障害が最初に報告された当時は、次章で述べるように幼児期発症の統合失調症として研究されていた。本来、自閉症の子どもたちの「自閉的」行動は、統合失調症とは異質の症状なのだが、青年期になると統合失調症の症状が出ることがある。

統合失調症の症状は、外的刺激がないにもかかわらず起きる知覚様の体験（幻覚）、相反する証拠があっても変わることのない固定した信念（妄想）、まとまりのない思考、ひどくまとまりのない、または異常な運動行動、感情の平板化、思考の貧困化または意欲の欠如など多彩である。

発達障害と統合失調症の合併については、診断基準のあいまいさが残っていて、広汎性発達障害でいじめなどの対人トラブルを経験した人が、人間関係を被害的に理解するようになって被害妄想や幻聴（実際にはありえない話し声や音が聞こえる）などが出現することがあるが、それが統合失調症の本質と関連しているのかどうか、今後も議論の余地がある。

第6章　発達障害の理解とその変遷

1　自閉症理解の移り変わり

現在、発達障害者支援法において広汎性発達障害と称される人びとは、歴史的には自閉症（autism＝オーティズム）として知られ研究されてきた（広汎性発達障害の症状については、122ページ以下を参照）。そこでこの章では、最初に「自閉症」としての歴史を述べ、次にアスペルガー症候群と自閉症が広汎性発達障害として同じカテゴリーに分類された歴史について説明する。

自閉症の最初の報告は、１９４３年、アメリカの精神科医レオ・カナーの論文、Autistic Disturbances of Affective Contact（「情緒的接触に関する自閉的障害」などと訳される）である。その翌年、１９４４年には、オーストリアの小児科医ハンス・アスペルガーが、Die ‚Autistischen Psychopathen' im Kindesalter（「小児期の自閉的精神病質」などと訳される）という論文を発表した。もともとautism の語源は、ギリシャ語で「自己」という意味の autos に由来するが、その言葉自体は、1912年にスイスの精神科医オイゲン・ブロイラーが最初につくりだした。ブロイラーは統合失調症研究の大家であり、自閉症は小児統合失調症と考えられていたが、カナーはその想定は正確ではないと思っており、前述の論文報告に至った。

自閉症の原因論については二転三転の歴史がある。自閉症の研究は、症状の心理学的理解と生物学的理解の両面からおこなわれ、両者は密接に関連しているはずなのに、歴史を見ると優勢な方が他の理論を排除するという変遷をたどってきた。カナーは自分が診ていた子どもたちの両親は、知能が高く、感情面では冷たいようだと観察した。この観察によって、まず親の養育態度という心理的側面に偏って分析されることになった。1960年7月25日、「タイム」誌は The Child is Father（直訳すると「子どもは人の父」だが、「三つ子の魂百まで」と意訳されている）という記事を掲載したが、その中では自閉症児の親について言及したカナーの言葉の一部「たまたま子どもをつくる時だけ雪解けした」のみが引用されている。1967年、『自閉症　うつろな砦』（*The Empty Fortress*）という書籍で、アメリカの精神分析家ブルーノ・ベッテルハイムが、自閉症は効果のない育児によるものであり、自閉症児にとって一番いいのは自宅から連れ去ることだ、とこの考えをさらに進めた。自身も強制収容所生還者であったベッテルハイムは自閉症児と収容所の収容者の間に類似している部分があるのに気づき、そして原因にも関係があるのではないかと誤った推理をしたのである。

その3年前の1964年、自身が自閉症の息子を持つ父であったアメリカの心理学者バーナード・リムランドがInfantile Autism: The Syndrome and its Implications for a Neural Theory of Behavior（「小児自閉症――行動神経理論に対するその症候群と暗示」と当時訳された）という生物学の論文を発表した。自閉症は生物学的な原因があるというリムランドの議論は十分説得力があると判断したカナーは、彼の本の序文を書くことに同意した。すなわち、カナー自身は自閉症の背景には生物学的因子があると考えていたことになる。しかし当時、世間的には親の養育態度が影響しているという理解が主流だった。同じく自閉症の子を持つアメリカのメロピー・パブリデスは著書の中で当時を振り返って、マスコミは、結果として出たデータの明確な評価なしにベッテルハイムの仮説に執着をしたことになり、これが自閉症の研究の進歩の妨げになったかもしれないと述べている。

1970年代になり、イギリスの精神科医マイケル・ラターの認知障害説の登場をきっかけに、認知障害を引き起こした生物学的要因をさがす研究が始まった。胎児期ウイルス感染症、周産期要因、先天代謝異常症、染色体異常症などが自閉症の原因の候補として取り上げられてきた。しかし、一人の当事者でそれが見つかったとしても、他の当事者について調べると見つからないという状況がくり返されていった。その結果、それぞれの要因は特定の人の発症に関与しているとしても全体の中の一部に過ぎず、推測される要因の数は増えていき、その結果、それぞれが他の要因について疑問を呈しながらも、自閉症は単一の要因による障害ではないと考えられるようになってきた。

そのような状況のなか、次第に注目されるようになったものが遺伝要因である。遺伝研究の進展は、その技術の進歩だけでなく、多くの当事者を対象として普遍的な科学研究がおこないやすい環境が整備されてきたこととも関連する。最初の遺伝学的調査は、１９７７年のイギリスでスーザン・フォルスタインらによる双生児調査である。一卵性双生児の二人は、遺伝子配列がほぼ一致しているので、もし、遺伝要因の高い疾患の場合には二人とも発症しやすい。彼らの調査では一卵性双生児では二人とも自閉症だった比率が高く、自閉症の発症には遺伝要因が関与していることを示していた。その後の双生児研究でも、同様の結果が得られた。

現在おこなわれている研究については128ページ以下で、臨床症状との相関もふまえて述べたが、ここでは、広汎性発達障害の遺伝子研究の変遷についてふれておく。

狭義の遺伝病は、「メンデル型遺伝病」と呼ばれており、一般にいう「先天性」という言葉は、このメンデル型遺伝病のことをさしている。それは一つの遺伝子が疾患の発症に決定的な影響を及ぼすタイプである。メンデル型遺伝病はさらに細かく、常染色体劣性遺伝病や常染色体優性遺伝病などに分けられる。そして、どのタイプかによって、家系内での伝わり方が異なる。常染色体劣性遺伝病では、両親とも保因者の場合、4分の1の確率で患者が生まれる。自閉症の遺伝形式が、いずれかのメンデル型遺伝病に一致するかを調べる目的で、自閉症の人の兄弟姉妹、両親、親類などについての大規模な家族研究がおこなわれた。しかし、メンデル型遺伝病のどのタイプとも一致しなかったため、狭い意味での遺伝病説は否定された。

遺伝要因が関与している場合でも、その中にはいくつかのタイプがある。1990年代になると「多因子遺伝病」という新しいタイプの遺伝性疾患が注目されるようになった。多因子遺伝病とは、「複数の遺伝子と環境要因の作用の累積によって発症する疾患」である。一つの遺伝子が決定的役割を果たすメンデル型遺伝病と異なり、多因子遺伝病には多数の遺伝子が関与し、さまざまな環境要因も影響しているという特徴を持つ。その家系内での伝わり方にもいくつかの特徴が認められる。例えば、「二卵性双生児での一致率は、一卵性双生児の一致率の4分の1以下である」「第二度近親での再発危険率（同一家系内にある遺伝病が再び出現する確率）は、第一度近親に比べ急激に減少する」などである。これまでの自閉症の家族調査では、メンデル型遺伝病とは一致していなかったが、多因子遺伝病の特徴と多くの点で一致していた。したがって、自閉症の根本的原因は多因子遺伝病というタイプであろうと推測されるようになった。73ページで「生得的」という表現を用いたのは、この多因子遺伝病を念頭に置いたものである。

38ページで、「親が発達障害だと子どももそうなる」という誤解について述べたが、再度確認しておこう。発達障害は、遺伝しないわけではないがメンデル型の遺伝とはいえない。未知の複雑な要素によるが、それは未解明である、ということだ。広汎性発達障害の原因研究の歴史が、遺伝要因と環境要因を相容れない二者択一的なものとすることの限界に気づき、現在の研究の礎《いしずえ》となったと筆者は考えている。

一方、広汎性発達障害で、自閉症と並ぶもう一つの代表的タイプについてのアスペルガーによる報告は、ドイツ語でなされたため、報告当初は世界的な注目を浴びなかった。アスペルガー症候群が全世界的に知られるようになったのは、1980年代にイギリスの児童精神科医ローナ・ウィングの英語による翻訳と研究・報告が果たした役割が大きい。一方、日本の医学では、用語としてドイツ語を使用していた歴史があるため、一部の研究者にはアスペルガーの業績が高く評価されており、アスペルガー自身も来日し講演をおこなっている。

ウィングは、イギリスで自閉症の大規模な疫学調査をおこなった際、それまでの自閉症の基準を完全には満たさないが、部分的に基準を満たす子どもが、完全に満たす子どもの数倍存在することに気づき、その数倍の子どもたちの特徴が、アスペルガーの記載に一致することに気づいた。そのことが、自閉症の疫学、診断基準、サブタイプ（診断分類）の研究に発展し、広汎性発達障害という新しい診断カテゴリーができることになった。なお、ウィングがアスペルガーの論文を英語に翻訳し紹介したことで、アスペルガー症候群が世界中で注目され、1994年にDSM-IVで、広汎性発達障害のタイプの一つとして、自閉症と同じ診断カテゴリーで記載された。さらに2013年のDSM-5では、自閉スペクトラム症（Autism Spectrum Disorder）と、自閉症およびアスペルガー症候群を一つの診断タイプとして扱っている。

2　ADHDのたどった変遷

ＡＤＨＤとは、個性の範囲を超えるほど、不注意である、あるいは多動性・衝動性のある子どものこと（137ページ以下参照）である。そのような子どもは昔からいたが、近年になり、昔にさかのぼって、どのような報告があるのかさまざまに検討されている。

１７９８年に、スコットランド出身の医師アレクサンダー・クリックトンが、自著の中で、子どもの不注意な症状を描写した。そのことが、ワシントン大学心理学科のエリカ・パルマーやスタンレー・フィンガーによって２００１年に確認された。めだちやすい多動型ではなく、めだちにくいはずの不注意型に関するものであり、クリックトンが多動型の子どもも観察していた可能性は十分にあるものの、不注意型の子どもについてのみ記載しているのは、それぞれを別個のものと考えて、クリックトンは特に不注意型に興味を持っていたとも推測される。

多動性・衝動性についての記載として、１８４４年にドイツの医師ハインリッヒ・ホフマンが３歳の息子へのプレゼントとして、彼自身の手で物語と挿絵を書き綴った。１８４５年にホフマンは友人らの勧めを受けて、この物語を *Lustige Geschichten und drollige Bilder mit 15 schön kolorierten Tafeln für Kinder von 3-6 Jahren*（『3歳から6歳児のための、15枚の美麗に彩色された滑稽な挿絵と愉快な物語』）として出版した。その中の一つである「そわそわフィリップのおはなし」という詩は、一瞬たりともおとなしく食卓に着いていることのできない多動児の姿を描き出している。夕食の席でじっと座っていられない男の子フィリップが、あやまって食事を全部床にぶちまけてしまい、彼の両親をひどくがっかりさせる場面は、ＡＤＨＤの子どもの家庭での様子を示したものだが、そのことだけでなく、この話全体は絵本として注目された。

今日知られている絵本は、後に巻頭の物語の題名である「もじゃもじゃ頭のペーター」がタイトルとなっているが、他の作品でも、不注意型の症状（「うわのそらハンス」）や、素行障害（「ざんこくフリードリヒ」）なども描き出されている。ホフマンはフランクフルトで最初の精神病院を設立した著名な児童精神科医である。これは医学書や医学論文ではなく、あくまで絵本に書かれた詩だが、この当時にも、不注意の子どもや多動の子どもについて、専門家であるホフマンの手で、絵本に詳細かつ端的にその行動特徴が記されている。（6-1図、6-2図）

この絵本は30カ国以上で翻訳され、日本でも、1936年に『ボウボウ・アタマ』という書名で翻訳出版されて以来、現在に至るまで『もじゃもじゃペーター』などのタイトルでいくつかの出版社から出版されている。

一方、多動型のADHDと思われる状態については、1902年3月に、ロンドンの小児科医ジョージ・F・スティルが、「子どもたちにおける若干の異常精神状態」という演題の講演をおこない、医学誌に The Goulstonian lectures on some abnormal psychical conditions in children という論文で取り上げたのが最初である。スティルは、40例以上の事例を観察し、「道徳的抑制の欠落」という表現を用いており、またそれを、①知的障害児に見られるもの、②身体疾患に併存して起こったもの、③知的障害や身体疾患とは無関係に起こるもの、の三種類に分類して考察している。現在のADHDの診断では、①は除外し、②は併存する診断を併記しその治療での対応を優先するが、ステ

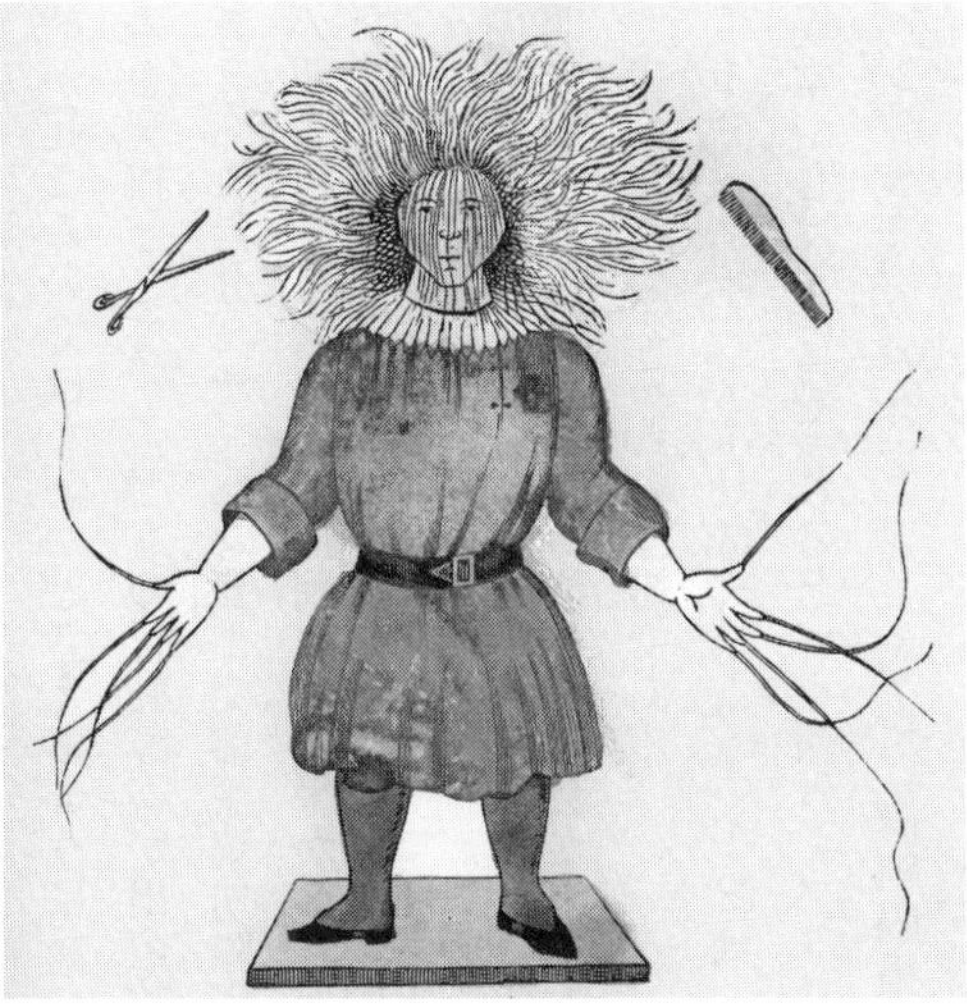

6-1　絵本のタイトルのもじゃもじゃペーター

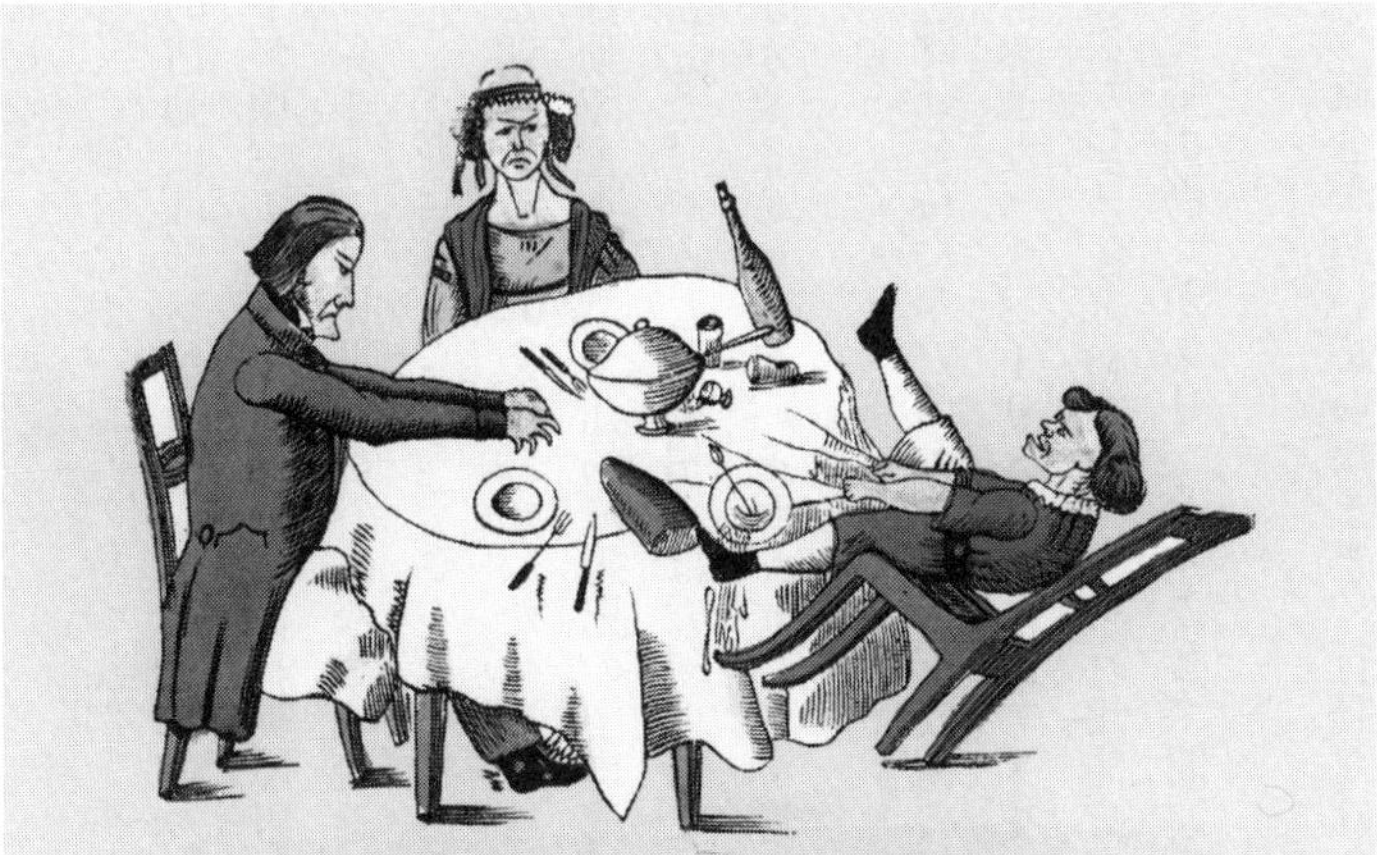

6-2　食卓にじっと座っていられないフィリップ

イルの分類は診断基準の根本的な概念にも触れていることになる。

スティルの論文が発表されてから、しばらくの間は、多くの研究者が、自身の持つ症例と重ね合わせて、乳幼児時期に受けた脳損傷によって、全体の知的活動には影響がないものの、注意欠陥状態が起こるのではないかと考えるようになった。1917年頃、アメリカでの脳炎後行動障害の報告を契機として、子どもの行動障害が出産時外傷、麻疹、鉛中毒、小児期頭部外傷などの後遺症と考えられたり、チンパンジーで前頭葉切除術（ロボトミー）をおこなうと落ち着きのない状態などの問題行動を人為的に抑制する結果から、前頭葉の病変と関係すると考えられていた。1947年、アルフレッド・A・シュトラウスはアメリカの学術誌に、行動障害をおこす知的障害児の中には、先行する脳損傷が見当たらない子どもたちがいることを報告した。そうした脳損傷は、幼児期までは明らかになりにくいが、学校や社会から本人に対する要求が高まるにつれ、それが具体的問題として表面化してくるというのである。

1957年、モーリス・ローファーらは、前述の要因や既往を持たない子どもにも、同種の行動異常がしばしば見られるという報告をアメリカの学術誌におこなった。1959年にはアメリカでベンジャミン・パサマニックらが、微細脳損傷（Minimal Brain Damage＝MBD）という用語を導入し、説明を試みた。原因が明らかではないものの、「微細な脳損傷」があり、そのことで問題行動などが生じるという考え方である。

しかし、1960年代以降、微細脳損傷（MBD）という概念があいまいなまま、行動だけでなく認知や学習などさまざまな範囲で、また十分に診察、検査がおこなわれない子どもにも使用されるようになった。この傾向に関して、前述の自閉症の著名な研究者ラターは、より慎重に判断するように警鐘を鳴らした。また、事故や病気などによる明確な脳損傷を指摘できる「脳損傷」と区別して、確実な脳損傷の事実はなく、知能が正常範囲内なのに学習の障害や逸脱行動が見られる子どもたちに微細脳機能不全症候群（Minimal Brain Dysfunction Syndrome）という用語が用いられるようになった。

その後、原因の究明に向かわず、臨床症状を詳細に確認することにより、1980年にはDSM-Ⅲに注意欠陥障害（ADD）、そして1987年のDSM-Ⅲ-RにはADHDとして導入されることになった。

1990年代以降、ADHDにおいても広汎性発達障害と同様に「多因子遺伝病」の研究がおこなわれ、多因子遺伝の候補遺伝子がいくつも報告されて、遺伝性のあることが明らかになってきた。

3　学習障害の理解史

学習障害の世界最初の報告は、イギリス人医師プリングル・モーガンが1896年に、A case of congenital word blindness として、本人も周囲も努力をし続けたにもかかわらず自分の名前さえ完全には綴りを覚えられなかったという14歳のパーシー少年についての論文である。1ページの短い論文報告であるが、「読み書き」に限定した障害についての症状をほぼ網羅していた。パーシー少年は、文章については「盲」の状態でほとんどまったく読めないが、数字は苦労なく読むことができ、難しい計算も問題なく解答できていた。視力も知力も正常であり、書き言葉を使わなければ、「学校で一番賢い少年である」との担任の言葉を引用している。モーガンは、後天性の脳障害の様子がないので、読めないのは先天性の語盲であろうとして報告した。そして1877年にドイツの医師アドルフ・クスマウルが初めて、右利きの人が左角回という脳部位の後天的な損傷で語を読めなくなる状態を語盲（word blindness）として報告したことを引用して、報告した症例はその状態と類似していることを述べた。後に、読字能力の獲得後に生じた後天性の脳障害に伴う読字困難と区別するため「発達性ディスレクシア」と呼ばれるようになった。

1895年にイギリスのジェームズ・ヒンシェルウッドは、この障害が同一家系内で出現し、症状に差が見られることを指摘し、その中で書き取り（dictation）だけが困難である症例を報告した。発達期の読字障害は必ず書字の困難も伴うが、書字障害では一般に読字能力は正常範囲であることがわかってきた。

学習障害の一タイプである算数障害については、教育領域を中心にさまざまな算数障害のサブタイプが報告されている。一方、医学界での報告は、教科としての算数には多くの要素があり、診断可能な重症例に限られている。脳に受けた後天性の頭頂葉障害に伴うゲルストマン症候群では、計算障害（失算）、失書、左右失認、手指失認が見られるが、まれに小児でも類似の障害を示す例があ

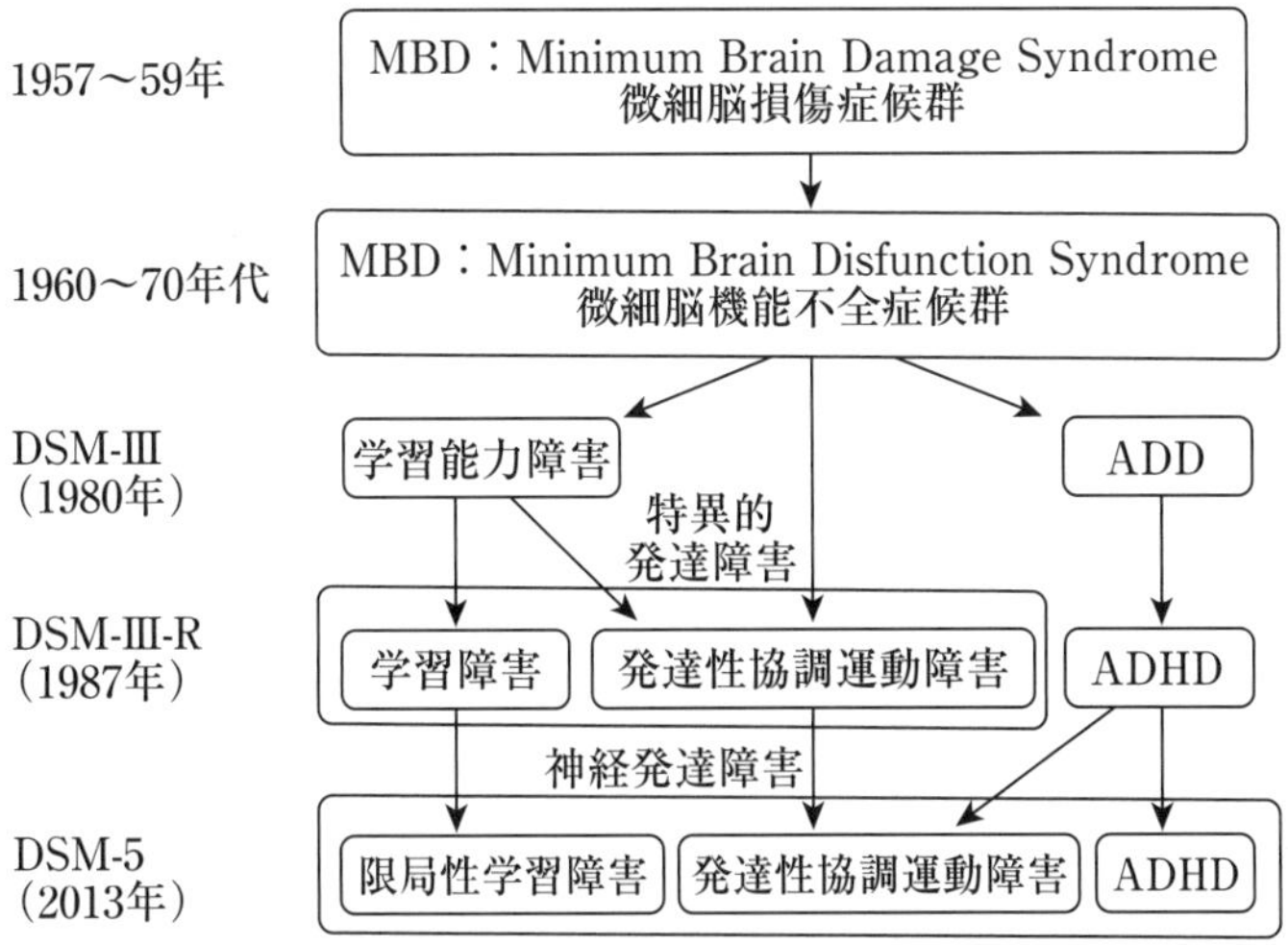

6-3　学習障害の診断の変遷

り、発達性ゲルストマン症候群と呼ばれる。数の大きさを直感的に理解する能力（number sense）に問題があることが知られている。

一方、前節で述べた、微細脳損傷（MBD）の中に、不注意、多動の症状よりも、学習の困難さがめだつタイプが存在することが知られてきた。そして、MBDとは、運動能力や外界からの感覚情報を把握し活用する能力が損なわれることを意味する用語であり、現在は、医学上の診断名として、ADHDと学習障害、さらに発達性協調運動障害と分類されるようになった。発達性協調運動障害はまだ認識が乏しく、LDやADHDとの併存で把握されている。（6-3図）

学習障害は医学上の診断名として、DSM-Ⅲで初めてAcademic Skills Disordersとして記載された。DSM-Ⅲでは、学習面の問題を示す学習能力障害と行動面の問題を示すADDとに分類された。ＤＳＭ–Ⅲ–Ｒで、発達障害の一タイプとして特異的発達障害が取り上げられ、学習障害と発達性協調運動障害がそれぞれのサブタイプとして記載された一方で、ＡＤＨＤは行動障害として別のカテゴリーとなった。ＤＳＭ–Ⅳでは同様の分類であったが、ＤＳＭ–５ですべて神経発達障害の一タイプとして記載されることになった。ＤＳＭ–Ⅲ–Ｒでは、学習障害（Learning Skills Disorder）という呼称となり、ＤＳＭ–Ⅳで学習障害（Learning Disorders）と改称され、読字障害、書字障害、特定不能の三つに算数障害が加えられた。しかし翻訳上の問題として、Learning Disorderと、能力障害（disabilities）の意味合いの強いLearning Disabilitiesが、日本語では同じ「学習障害」という用語となった。

4　今日の発達障害の定義——発達障害者支援法から

ここまでは発達障害に関しての誤解や個々のタイプの特徴、そして歴史的な流れについて述べてきた。「発達障害とはどのようなものか？」という質問に端的に答えるのは容易ではないことがおわかりいただけたと思う。その理由を追加すれば、時代や国、分野で発達障害についての概念やその理解の仕方が少なからず異なることである。例えば、医師が診断する際の基準はあいまいであり、医師によって異なった解釈をすることもある。そこでこの節では、できるだけ本書で述べる発達障害の範囲を明確にして、読者の混乱を避けることにしよう。

もう一度、発達障害者支援法での発達障害の定義を述べる。「自閉症、アスペルガー症候群その他の広汎性発達障害、学習障害、注意欠陥多動性障害その他これに類する脳機能の障害であってその症状が通常低年齢において発現するもの」である。

一つの疾患単位（病名）が複数の用語（専門語句、表現）で呼ばれることがあるが、本書は原則的に厚生労働省で使用されている文言を用いた。厚生労働省は、発達障害者の支援に関わる官庁で、医療、保健、福祉に関連が深いためである。なお用語の変遷については補章でまとめて述べることにする。

広汎性発達障害、ＡＤＨＤ、学習障害は第4章で、「その他これに類する」ものについては第5章で述べたが、この法律で、どのように国民に「理解」を求めているのか、その意図することを確認しておこう。

この定義では必要最小限の文言で説明されているが、もう少し詳しく解説してみよう。まず発達障害は「脳機能の障害」である。「障害」という言葉があいまい、あるいは不適切ということで、「不具合」と表現されることもある。すなわち、発達障害の人と発達障害でない人には、脳機能の違いがあり、発達障害の人が一般社会で生活していくと、いろいろな不適応が生じやすいということである。人間の脳を電子機器にたとえて表現すれば、初期設定（すなわち生まれた時の人間の脳）は、最小限の調節でユーザーが使いやすい（生活に適応しやすい）ように設定されている。ところが、発達障害の人はそれぞれ独特の初期設定がなされており、その結果、一般社会で通用するには、さまざまな形で調節が必要となってしまう。その調節が可能なこともあるが、調節はなかなか困難である。可能な調節はおこないながらも、いかにその機能を活かしていくのかが生きていくうえで重要なことである。

次に発達障害は「その症状が通常低年齢において発現する」という表現。前述の部分とも関連するが、独特の初期設定という表現は「生得的（遺伝要因をイメージする先天的という表現との混同を避け、また後天的要因ではないことを示すために使用する）」と言い換えることもできる。すなわち生まれてきた時点で、何らかの違いがあるが、その違いによる生活上の不具合＝症状が出現することが「通常低年齢において発現」と表現されている。症状として気づかれるのが「低年齢」なのだが、低年齢とは何歳までかもあいまいなままである。これは発達障害の中心となる症状が「対人・社会性の障害」であり、比較的早期に気づかれることもあるが成人になるまで気づかれないこともある、ということを意味する。運動の遅れは自立歩行ができる1歳頃、言葉の遅れは基本的な会話が可能となる3歳頃までには明らかになるが、対人・社会性の「障害」は（家庭の養育状況など後天的な要因も大きいため、あえて「遅れ」という表現を避ける）就学前には把握しにくい。時には青年期に明らかになることもある。

ここでの定義には述べられていないが、その症状が、①非進行性であること、そして、②成人期以降も持続すること、も重要である。そもそも「発達」とは機能が成熟していくことを意味する。誰もがそうであるように発達障害の人も、生活の中でそれぞれの機能を獲得していく。ただし、その獲得に時間がかかったり、不十分だったり、偏りや歪みがあったりすることが特徴である。「症状が進行性」とは獲得している機能が退化していくことだが、発達障害には通常、このようなことがない。しかしながら同年代の子どもと比較すると、差異が生じるということである。幼稚園や学校という集団の中では、発達にともなって、障害（ここではhandicap＝215ページ参照＝の意味で、一般の規則にもとづいた生活の中では発達障害の子どもに不利益が生じることを意味する）の内容も変化する。年齢それぞれで異なるハンディキャップを負うことがある。

5　ＩＣＤとＤＳＭ

まずさまざまな疾病に対する診断名とその分類の話から始めよう。現在、厚生労働省が用いる診断の分類は、ＷＨＯ（世界保健機関）による、「疾病及び関連保健問題の国際統計分類」（International Statistical Classification of Diseases and Related Health Problems＝ＩＣＤ）に依拠している。現在はその第10版（ＩＣＤ-10）が使用されているが、改訂作業中であり、発達障害についても大幅な変更がなされる可能性がある。もともとＩＣＤは「人はどのような理由で死亡するのか」を明らかにするため、疾病分類表として１９００年に作成された。改訂のたびに分野を広げて、精神医学もその一分野の、「精神および行動の障害」（コード番号Ｆ00〜99）として分類され、発達障害は「心理的発達の障害（Ｆ80〜89）」と「小児（児童）期及び青年期に通常発症する行動及び情緒の障害（Ｆ90

〜98)」に分類されている。

一方、前に述べたようにDSMは1952年に第1版が作成されたが、これは1948年に発表されたICD‐6に対応したものである。ICDの発表に対応してDSMが改訂されてきたが、1980年にDSM‐Ⅲが発表されるにあたり、欧州中心に作成された診断名分類が、世界の最先端の診療技術を持っていたアメリカの精神医学の基準とあまりにもかけ離れているとして、無理にICDに合わせることなく独自の診断基準を策定した。その独自の改訂の一つとして、今までは成人の精神医学として分類されていただけだったものに小児を加えた。新しいカテゴリーとして、「幼児期から思春期に発症する精神障害」を設けたのである。

ICDは当初、第1回国際死因分類として1900年に国際統計協会により制定され、以降、第9版まではほぼ10年ごとに改訂がなされてきた。第7版からは死因だけでなく疾病の分類が加えられ、現在使用されているのは1990年に採択された第10版である。ICD‐10では、分類はアルファベットと数字により符号化されており、最初のアルファベットが全21章から成る大分類、続く数字が中分類を表している。また、ICD‐10は後に2007年版として改訂がおこなわれている。現在は、ICD‐11に向けて改訂中だが、近年の医学の進歩や、多くの国がICD基準の作成に関与することになり、意見を集約し採択するのには予想以上に時間がかかっている。厚生労働省は、統計法にもとづく統計調査にICD‐10を用いているが、統計だけでなく、さまざまな支援行政においても、単一の基準を用いないと、混乱が生じるため、精神医学の分野のみが二つめの基準としてＤＳＭを用いることには難色を示しているようだ。

ＩＣＤ－10は、１９９０年以降現在も小改訂してそのまま用いられている。一方ＤＳＭはＩＣＤ－10公表以降ＤＳＭ－Ⅳ、そしてＤＳＭ－Ⅳ－ＴＲを経て、２０１３年にはＤＳＭ－５が公表された。ＤＳＭの発達障害のカテゴリー変遷は次節で述べることにして、この節では、精神医学の最新の診断名の紹介ということで、ＤＳＭ－５の、発達障害に関連する訳語を紹介しておく。翻訳の用語は、日本精神神経学会精神科病名検討連絡会の「ＤＳＭ－５　病名・用語翻訳ガイドライン（初版）」にもとづいている。ただし、これはあくまで精神医学の用語である。**（6－4表）**

これが発達障害者支援法の定義と異なるのは、知的障害（ＤＳＭ－５の用語では知的発達症）をはっきりとその一タイプに分類している点、そして運動障害群やチック障害群など多くのタイプが発達障害に含まれている点である。発達障害者支援法の定義では、三つのタイプに加えて「その他これに類する脳機能の障害」として、これらのタイプを扱うのかどうかはあいまいなままである。

知的障害については161ページ以下で述べており、また本章第7節でも後述するが、ＤＳＭ－５では、単にＩＱで程度を分類するのではなく生活の困難さを基に判断することと明記している。一方、発達障害者支援法においては、中等度（おおむねＩＱ50）以下の発達レベルの人は、発達障害と別枠で、従来の知的障害という概念での理解支援を念頭においている。ＤＳＭ－５では、ＩＱの程度と日常生活の適応度が相関しないことを示していて、筆者もそれが妥当だと考えるので、今後日本でもその概念を普及させていくべきだろう。

Ⅰ. Neurodevelopmental Disorders　神経発達症群／神経発達障害群

Intellectual Disabilities　知的能力障害群

Intellectual Disability（Intellectual Developmental Disorder）　知的能力障害（知的発達症／知的発達障害）

Global Developmental Delay　全般的発達遅延

Unspecified Intellectual Disability（Unspecified Intellectual Developmental Disorder）　特定不能の知的能力障害（特定不能の知的発達症／特定不能の知的発達障害）

Communication Disorders　コミュニケーション症群／コミュニケーション障害群

Language Disorder　言語症／言語障害

Speech Sound Disorder　語音症／語音障害

Childhood-Onset Fluency Disorder（Stuttering）　小児期発症流暢症／小児期発症流暢障害（吃音）

Social（Pragmatic）Communication Disorder　社会的（語用論的）コミュニケーション症／社会的（語用論的）コミュニケーション障害

Unspecified Communication Disorder　特定不能のコミュニケーション症／特定不能のコミュニケーション障害

Autism Spectrum Disorder　自閉スペクトラム症／自閉症スペクトラム障害

Attention-Deficit/Hyperactivity Disorder　注意欠如･多動症／注意欠如･多動性障害

Specific Learning Disorder　限局性学習症／限局性学習障害

Motor Disorders　運動症群／運動障害群

Developmental Coordination Disorder　発達性協調運動症／発達性協調運動障害

Stereotypic Movement Disorder　常同運動症／常同運動障害

Tic Disorders　チック症群／チック障害群

Tourette's Disorder　トゥレット症／トゥレット障害

Persistent（Chronic）Motor or Vocal Tic Disorder　持続性（慢性）運動または音声チック症／持続性（慢性）運動または音声チック障害

Provisional Tic Disorder　暫定的チック症／暫定的チック障害

Other Specified Tic Disorder　他の特定されるチック症／他の特定されるチック障害

Unspecified Tic Disorder　特定不能のチック症／特定不能のチック障害

Other Neurodevelopmental Disorders　他の神経発達症群／他の神経発達障害群

Other Specified Neurodevelopmental Disorder　他の特定される神経発達症／他の特定される神経発達障害

Unspecified Neurodevelopmental Disorder　特定不能の神経発達症／特定不能の神経発達障害

6-4　DSM-5 病名・用語翻訳ガイドライン（初版）による診断名とその分類

6　発達障害とＤＳＭ

発達障害は旧来から日本にあった用語ではなく、英語の Developmental Disabilities、もしくは Developmental Disorder の訳語である。アメリカでも、旧来から存在した用語ではなく、１９６３年、ケネディ大統領の下、公法の正式な用語として Developmental Disabilities が使われた。医学界では、ほぼ同義語で Developmental Disorder という用語が使われ、後に精神医学の診断名として前述のＤＳＭに記載された。この両者の日本語の訳語が「発達障害」とされたが、その訳語に関しては、次章で述べるように今日に至るまでさまざまな議論がなされている。

１９６３年にアメリカの法律用語として誕生した Developmental Disabilities は、日本には１９７０年代に紹介されている。日本精神薄弱研究協会（当時）が１９７９年に機関誌名を「発達障害研究」と定め、１９９２年に学会名も「日本発達障害学会」と改称した。このように発達障害は、知的障害（精神遅滞）をモデルにその概念を形成してきた。専門家や臨床家の長年の議論を経て、知的障害と同様に、これまで述べてきた三種類（広汎性発達障害、ＡＤＨＤ、学習障害）も、成人期に発症するような精神障害とは質も異なり、より多くの支援が必要であり、そして一生涯の支援が必要な状態と理解されている。

そのため日本では、現在でも支援団体は、発達障害とは、知的障害を含む包括的な障害概念であり、知的能力障害、脳性麻痺などの生得的な運動発達障害（身体障害）、前述の三種の障害および、発達性協調運動障害、発達性言語障害、てんかんなどを主体とし、視覚障害、聴覚障害および種々の健康障害（慢性疾患）の発達期に生じる諸問題の一部も含むという考え方を持っている。

発達障害という診断名がDSMに登場したのは1987年、DSM-Ⅲの改訂版であるDSM-Ⅲ-Rからである。発達障害を、精神遅滞（全般的で均一な遅れ）と広汎性発達障害（全般的で不均一な遅れ）、特異的発達障害（特定領域の遅れ）の3群に大別した。その後公表されたICD-10でも、用語は多少異なるものの基本的にDSM-Ⅲ-Rの診断名が使われている。発達障害は、現在も複数のカテゴリーの疾患群を総称する名称として使用されていて、厚労省もICD-10ではF8とF9にまたがる疾患群の一部に関して、発達障害という用語を用いるようになった。

1994年に公表されたDSM-Ⅳは、発達障害という包括カテゴリーではなく、「通常、幼児期、小児期または青年期にはじめて診断される障害」の大項目の中に割り振られている。そしてDSM-5で「神経発達症」という独立した項目となった。

次の節では、知的障害と発達障害の関連についてふれることとする。

7　知的障害と発達障害

発達障害の中に知的障害を含めるかどうかは、DSMの診断カテゴリーと発達障害者支援法でも異なっている。ここでは発達障害との関連に焦点をあてて述べてみる。なお、その症状理解については161ページ以下で述べた。用語の変遷については次章でふれる。

知的障害をめぐる歴史の変遷は、科学研究よりも、差別、偏見をなくすための用語の変更とその理解や、教育・社会学的な支援に重点が置かれてきた。

発達障害という概念が出現する以前から、知的障害の概念は存在していた。1980年代になり、DSM-Ⅲに取り上げられたが、知的障害の扱いは、あいまいだった。他の精神疾患とは異なり、すべての精神疾患に影響を与えるものとして、他の精神疾患とは別枠で扱われていた。

一方、DQやIQにはさして問題がないのに、学齢期以降にさまざまな適応困難を抱える子どもたちに、「軽度発達障害」という用語が用いられた時期がある。主に第4章で述べた広汎性発達障害（ただし中等度以上の知的障害合併例は除く）、ADHD、学習障害に軽度知的障害を加えたものである。第4章の三つのタイプの中で、軽い知的障害を併せ持つ人たちがいる。そのため、①軽度知的障害のみ、②軽度知的障害のある軽度発達障害＝軽度発達障害の一部、③知的障害のない発達障害＝軽度発達障害の大部分、の三つがしばしば混同されていた。

軽度発達障害の語は、誰がどのような意図をもって使い始めたのか、よくわからないままに広まっていった。「軽度」という表現は、DQもしくはIQの測定値がおおむね70以上の意味で使用されてきた。その程度は軽度であっても、発達障害者支援法でいう、三タイプの発達障害の生活上の困難さをDQやIQでは測り知ることはできない。臨床の現場ではIQは正常以上であるのに社会適応に多くの困難さを抱える発達障害当事者が少なくない。そのため現在は「軽度」という表現を使用せず、単に「発達障害」と呼ばれるのが一般的である。なお「高機能広汎性発達障害」の「高機能」については補章第4節で解説する。

補章　発達障害の用語について

診断名の歴史的変遷については前章で述べたので、この章では、現在使用されている用語について、特に翻訳の問題や、同じ疾患に複数の用語がある問題などを中心に、すこしややこしいが解説を試みることとする。

本書は、２００５年に施行された発達障害者支援法の理念を受けた記載であり、またそこでの用語を用いている。そのため、ここであらためて法令の「第一章　総則」のうち、目的と定義（一部）」を抜粋する。

（目的）
第一条　この法律は、発達障害者の心理機能の適正な発達及び円滑な社会生活の促進のために発達障害の症状の発現後できるだけ早期に発達支援を行うことが特に重要であることにかんがみ、発達障害を早期に発見し、発達支援を行うことに関する国及び地方公共団体の責務を明らかにするとともに、学校教育における発達障害者への支援、発達障害者の就労の支援、発達障害者支援センターの指定等について定めることにより、発達障害者の自立及び社会参加に資するようその生活全般にわたる支援を図り、もってその福祉の増進に寄与することを目的とする。

（定義）

第二条　この法律において「発達障害」とは、自閉症、アスペルガー症候群その他の広汎性発達障害、学習障害、注意欠陥多動性障害その他これに類する脳機能の障害であってその症状が通常低年齢において発現するものとして政令で定めるものをいう。


用語とは、「使用する言語、語句。特定の分野や人に特に使われることば」（『広辞苑』）である。病名は、医師を中心とした医療の分野に使用される言葉であるため、同時に「医学用語」ということもできそうだが、患者側からすると、その用語が理解できなかったり受け入れがたいと感じることもある。現在は、患者中心の医療がおこなわれるなかで、病名すなわち用語は、わかりやすく、かつ患者の理解と納得が得られやすいことが望まれる。そのためには、差別意識や不快感を生まない名称であり、偏見や誤解なく病気への認知度を高めやすいものでなければならない。

例えば、「精神分裂病」や「痴呆症」などは、医師が病名として用いていても、患者側としては受け入れがたい用語だった。そのため、それぞれ「統合失調症」「認知症」と変更された経緯がある。現在でも、病名として、「○○障害」「△△奇形」「××不全症」などが用いられているが、一部の患者からは不適切な用語であるという指摘があり、変更することが適切なのかどうかの議論がおこなわれている。

1 英語の disorder と日本語の「障害」の違い

disorder という英単語が日本語で「障害」と訳されているが、訳語として適切だろうか？ まず disorder を英和辞典（『研究社新英和大辞典』）で調べてみると、①混乱、乱雑、②無秩序、不穏、騒動、動乱、③（心身機能の）不調、障害、（軽微な）病気、疾患、などがある。本来は dis+order で「秩序のない」という意味となり、心身の秩序が乱れる状態のことだが、医学用語としては病気というよりは、心身の不調という意味合いが強い。

一方、「障害」という日本語を英語に訳す場合、多少専門的な訳語もふまえると、筆者は、①disable、②disability、③difficulty、④handicap（障害者は a handicapped person と翻訳される）、⑤impairment（損傷と訳されることが一般的）、⑥challenged = 障害のある（physically challenged）、⑦disorder など、多くの単語を想定する。もともと日本語の「障害」は概念があいまいで、障害というと①〜④のイメージが強い。世間ではさらに多様なイメージを持たれているが、概して否定的な意味合いを持っている。

こうして考えていくと、⑦の disorder は精神科の診断名として使用された特殊な訳語であることがわかる。例えば「発達障害」を医師は診断名として用いているが、これはこの言葉としてはむしろ特殊な使い方だろう。アメリカのDSM-Ⅲが1982年に『精神障害の診断と統計マニュアル』と翻訳された時点、すなわちdisorderを「障害」と翻訳したことによって、多くの医師のコンセンサスを得ることなく、「精神障害」という用語が独り歩きすることになった。精神科医の豊嶋良一氏は、医学的に「障害」は、「疾患・疾病・病気」の帰結としての「機能・能力の低下した状態」をさすものとしており、disorderを「障害」と翻訳したことは、精神医学的に適切でなかったと指摘している。診断名として用いるのであれば、「疾患」の方が妥当であるという意見の方が医学界では一般的だろう。そのため、DSM-Ⅳ以降では、訳本のタイトルは『精神疾患の診断・統計マニュアル』と、disorderを疾患と翻訳している。「精神病」という用語は、過去の偏見に加えてdiseaseという単語と同一の訳で「治すべき身体の悪いところ」というイメージを持たれかねないことも関係して、最近では用語として用いられなくなっている。

余談になるが、日本精神神経学会の精神科病名検討連絡会は、個々の訳語については検討しているが、書籍のDSMの翻訳書名『精神疾患の診断・統計マニュアル』は用いず、一貫して「DSM」という英語の略語を使用している。

「○○障害」という診断名を告げることについては、すでに述べたように「障害」という言葉の持つ否定的な意味合いが問題視されていた。そのため現在は、福祉の分野では「障がい」「障碍」など、同じ発音であっても「害」に相当する部分の文字を変えるなどの対応がとられている。

それらのことから、精神医学の分野でも診断名の「障害」を「症」に変えることも提案されている。以下、日本精神神経学会が、その議論をまとめた一文を抜粋する。

（日本精神神経学会精神科病名検討）連絡会は各専門学会が練り上げた翻訳案を最大限尊重した。例えば、児童青年期の疾患では、病名に障害とつくことは、児童や親に大きな衝撃をあたえるため、「障害」を「症」に変えることが提案された。不安症およびその一部の関連疾患についても概ね同じような理由から「症」と訳すことが提案された。さらに連絡会では、disorderを「障害」とすると、disabilityの「障害（碍）」と混同され、しかも〝不可逆的な状態にある〟との誤解を生じることもあるので、DSM-5の全病名で「障害」を「症」に変えた方がよいとする意見も少なくなかった。その一方で、「症」とすることは過剰診断・過剰治療につながる可能性があるなどの反対の意見もあり、専門学会の要望の強かった児童青年期の疾患と不安症およびその一部の関連疾患に限り変えることにした。

ただし、「症」と変えた場合、およびDSM-Ⅳなどから引き継がれた疾患概念で旧病名がある程度普及して用いられている場合には、新たに提案する病名の横に旧病名をスラッシュで併記することにした。前者の例が、例えば「パニック症／パニック障害」であり、後者の例が、たとえば「うつ病（DSM-5）／大うつ病性障害」である。

2　発達障害という用語

一方、日本で「発達障害」という言葉が普及してきたのは事実であり、当事者や支援者のみならず、広く社会一般でそれを身近なものとして受け取り、ともに分け隔てなく社会で生活していこうという意識を持てるようになりつつある。特に、早期療育に関わる小児科医や保育・福祉関係者からは、自分たちは「障害」という誤解や偏見をなくすことに努めてきており、やっとその概念が正しくとらえられつつあるものが、ここでDSM-5の訳語である「(神経)発達症」という用語に前述の日本精神神経学会で変更された。変更に当たり、日本精神神経学会は他領域の関係者やホームページにおいてひろく意見を募集したが、「さらなる混乱を招く」「誤解や偏見が単なる用語の問題と置き換えられてしまう」といった疑問の声が少なからずあったものの、用語は変更しうるものという条件のもと前述の意見をまとめた。

さらに、前章で述べた通り厚生労働省は病名の登録は基本的にICD-10に依拠している。精神科のみDSM依拠に変更することは認めていない。また、一つの疾患単位に二つの診断名を併記することも認めていない。

一方、DSMの訳語については、日本の出版社がアメリカ精神医学会と日本語版版権の契約を交わしてその権利を獲得し、出版社から依頼を受けた一部の精神科医が翻訳に携わったため、「発達障害」をはじめとして多くの訳語が適切かどうか専門家のあいだで十分に検討されていなかった。

そのためＤＳＭ-５の翻訳に際しては、日本精神神経学会精神科病名検討連絡会と十分に訳語の整合性を検討することを日本精神神経学会が要請した。その結果発達障害に関しては、ＤＳＭ-５の病名を用いる場合は、新病名と旧病名を併記することになった。

3 精神遅滞と発達障害

従来は、知的発達の遅れを意味する「精神薄弱」という用語が、ドイツ語の Schwachsinn や英語の mental deficiency の訳語として用いられてきたことがある。第二次世界大戦後しばらくの間は、英語の mental retardation に対応する語として、医学界では「精神遅滞」を使用する傾向が見られたが、教育や福祉の分野では、その語は、しだいに、「精神薄弱」に替わっていった。

しかし、この訳語では、状態像を的確に表現できないばかりか、その用語に「精神ないしは人格が薄弱である」という著しい差別性が感じられるようになり、その語のもたらす不快感が強いものであったため、１９６０年代から、その用語に対する批判が強まり、１９８４年にようやく用語を変更する動きが見られた。日本特殊教育学会の年次大会の発表部門名が、１９８４年大会から、「精神薄弱」から「精神遅滞」に替わり、全日本特殊教育研究連盟は、１９８５年、機関誌名「精神薄弱児研究」を「発達の遅れと教育」に改めた。

一方、前述した通り、日本精神薄弱研究協会は、１９９２年にその名称を「日本発達障害学会」

と改めた。ここで「発達障害」という用語を用いたことで、現在に至るまで「発達障害者支援法」に定義されている三タイプと精神遅滞との相違が新たな問題として生じることになる。

ほぼ同じ時期に、日本精神薄弱者福祉連盟関連四団体（日本精神薄弱者愛護協会、全日本特殊教育研究連盟、全日本手をつなぐ育成会、日本発達障害学会）は、精神薄弱に代わる用語について検討して、①症候名としては「精神遅滞」を用いる、②身体障害等と並ぶ障害区分としては、「知的障害」に位置づける、ことを決めた。しかし、精神遅滞と知的障害の二つの用語が同時に提示されたように受け取られて、今もその用語使用が混乱しているが、大ざっぱに説明すれば、小児科、精神科等の用語として「精神遅滞」、教育、福祉等で使用する用語は「知的障害」とされることになった。

一方、行政では、厚生省（当時）の研究班で検討がなされ、一九九五年に、①「精神薄弱」に代わる用語を「知的発達障害」または、それを簡略化して「知的障害」とする、②「精神薄弱児・者」については、「知的発達に障害のある人」または、それを簡略化して、「知的障害のある人」とする、③「知的発達障害」は、発達期（ほぼ18歳まで）に発生するものに限定する、④「知的発達障害」を中心に、それと密接に関連し、類似の対応を必要とする自閉症、脳性マヒなどを含めて「発達障害」とする、などをまとめた。④に示されているように、精神薄弱の用語を変更するに留まらず、より広い概念を取り入れた内容であった。用語は英語に忠実に翻訳するということだけではなく、日本語の用語として適切かどうかが大切である。mental retardation の訳は精神遅滞が正確ではあるが、発達期を過ぎた場合に使いにくい、障害の状態を的確に表現するうえでは「知的」を使用した方がよい、などの議論がなされたという。

ところで、DSM-5になって、Intellectual Developmental Disorder（知的発達症/知的発達障害）という用語が公表された。精神医学での用語変更として大幅なものであるが、日本語の用語としても、今後は「精神遅滞」を使用せず、「知的発達障害」もしくはそれに類似した用語に変更されると、筆者は予想している。

4　自閉症に関連するさまざまな用語

第6章冒頭でも述べたように、カナーの古典的な自閉症とアスペルガーのアスペルガー症候群について発達障害の一カテゴリーとして、DSM-Ⅳにおいて「広汎性発達障害」という診断分類がなされた。一方で、DSM-5では従来の自閉症に代わりAutism Spectrum Disorder「自閉症スペクトラム障害」という用語が使われるようになった。この用語を提唱したのもローナ・ウィングである。ウィング自身は「Autism Spectrum Disorder は広汎性発達障害と重なり合い、より広いもの」と述べていることから、まったく同一の概念とは考えていなかったようだが、この解釈が拡大されるにつれて「自閉症スペクトラム」という概念がどんどん拡大していったとも考えられる。

なお「スペクトラム（連続体）障害」の連続体の意味は118ページで述べたように、「知的障害の程度がさまざまであり、重度の精神遅滞を呈する人から精神遅滞のない人、さらにはＩＱの高い人それぞれが該当することがあり、線引きをすることが難しい」ということである。

「自閉症スペクトラム障害」は、「障害」という用語のネガティブなイメージに加えて、「症」「障害」という二つの診断に関する単語の並列があるため、「自閉症スペクトラム」と呼ばれることが多くなってきた。

自閉症スペクトラム障害をＩＱで分類すれば、ＩＱが正常かもしくはそれ以上のものを「高機能群」とし、それと対比する意味で古典的な知的障害を伴う一群を「低機能群」と呼ぶこともあった。両者はそれぞれ、高機能群であれば非当事者との、低機能群では精神遅滞との線引きがあいまいであり、診断上の問題も指摘されていた。

くり返しになるが「高機能群」という意味は単にＩＱに問題がないかそれ以上の人たちに使用された用語だった。しかし、生活適応能力がＩＱのみで決まることはない。高機能であれば生活の困難さが少ない、と誤解されかねない。もともと「高機能群」とは日本で使われた用語であり、「high-functioned」と英訳したが海外には浸透しなかった。広汎性発達障害の人の中には、ＩＱが正常レベルの人が多数いて、むしろその方が多いということを、社会が認識するには非常に有効だったが、逆に「高機能」という表現が、理解や支援の妨げとなりかねず、現在は使用されなくなってきた。

一方、「スペクトラム」は現在も使われている。ＤＳＭ-５でも診断名に使用されている。どの専門家が見ても典型的な広汎性発達障害と判断できる人からまったくそれに該当しない人までがいて、その中間に多数の人がいる。どこまでが個性の範囲で、どこで医師として診断可能なのかの線引きが判然としないような概念が普及することとなったが、一方で診断にはこれまで以上の慎重さが求められることになるかもしれない。これはＩＱだけではなく、広汎性発達障害の人の対人性の障害やこだわりなどの症状（121ページ以下参照）がさまざまで、それぞれ「個性」との線引きが複雑になっているという意味も包括した概念である。

Autism Spectrum Disorderは、自閉症スペクトラム障害もしくは自閉症スペクトラムと翻訳され、２０００年代には日本でも広汎性発達障害と同様に広く浸透していた。ＤＳＭ-5の診断名がPervasive Developmental Disorder（ＰＤＤ＝広汎性発達障害）からAutism Spectrum Disorderに変更された。医学の診断名そのものが、アメリカでも広く使用されている用語に変更されたのである。精神科病名検討連絡会が、日本語訳を検討した際、最初は「自閉症スペクトラム」という一般にも普及している用語が提案された。しかし、一部の医師から「スペクトラム」で終わると診断名としてはあいまいで、個性と医療支援対象者との線引きがはっきりせず、診断がどんどん拡大されていくのではないかという懸念が示された。事実、一般に使用する自閉症スペクトラムとそれまでの診断名に該当する自閉症スペクトラム障害を使い分けている医師もいた。言語に忠実に訳せば「自閉症スペクトラム症」であるが、「症」の重なりをさけ、「自閉スペクトラム症」が採択された。その用語が浸透するのかどうか疑問を呈する意見もあったが、最終的に旧病名との併記でAutism Spectrum Disorderの訳語は自閉スペクトラム症／自閉症スペクトラム障害となっている。

5　ADHDに関連する用語

発達障害者支援法における、注意欠如多動性障害（Attention-Deficit/Hyperactivity Disorder）には何種類かの訳語がある。まず、主に精神科医が使用していたDSM-Ⅳ-TRでは注意欠陥多動性障害である。DSM-5に翻訳する際の並記の原則にもとづいて、現在は「注意欠如・多動症／注意欠如・多動性障害」とされている。しかし、この用語の方がむしろ例外的で、現在も広く注意欠陥多動性障害が用いられている。なぜ、精神科だけが「欠如」という用語を用いたのかは、「欠陥」という表現が、欠点（欠損）のある物質をイメージするネガティブな表現で不適切であるとして、日本精神神経学会が診断名称を変更したことによる。203ページで人間の脳を電子機器にたとえて説明したことが不適切と思われる人は、「欠陥」という表現にも違和感を持たれるかもしれない。言葉の受け取り方は人それぞれ差があるが、その言葉で傷つく人がいることを忘れてはならない。ADHDの人には、医療では小児科、その他、教育、心理、保育、福祉の関係者が広く関わっているため、精神科単独で診断名を変更することには、多くの疑問が呈されており、いまだに注意欠陥多動性障害の方が普及している。筆者は、成人に「欠陥」という表現は不適切かもしれないが、小児に「欠如」（必要なものが欠けている）という表現よりはよいと考えている。

細かいことになるが、注意欠陥／多動性障害、注意欠陥・多動性障害など、欠陥（欠如）と多動性障害の間に、「・」（中黒）や「／」（スラッシュ）を入れるかどうかの表記も不統一である。これは二つのタイプをまとめた疾患群であることに由来するが、そのような表記にかかわらず、英語でも日本語でも略語はＡＤＨＤである。さらに、ＡＤＨＤという表現は現在かなり普及している。そのため本書ではＡＤＨＤという表記を用いている。

6　学習障害に関連する用語

学習障害に相当する英語は、Learning Disabilities と Learning Disorder の二種類ある。英語圏においてはまったく同一の状況をさしていたものではなく、前者は能力障害すなわち学習の能力障害という症状、後者は医学的診断名すなわち発達障害の一タイプで発達の一部分の障害があるという意味で使用されていた。日本では前者が主に教育の現場でその状態像を示す語として、後者が医療の現場で疾患単位を示す語として使用される表現であるが、両者とも「学習障害」と訳されていた（一般に症状を示す Disabilities は複数形を、診断名の Disorder は単数形を用いる）。

Learning Disabilities は、教育の分野で使用されており「聞く、話す、読む、書く、計算する、推論する」能力の習得に著しい困難がある状況をさすが、例えば「聞く、話す」は医学的な分類では「コミュニケーション障害」としてとらえる方が妥当であり、また「推論する」は広汎性発達障害の中核症状と重なる部分がある。このように Learning Disorder と Learning Disabilities とは、同一の概念を示すものではないが、日本語では区別しないことになった。

医学における学習障害は、ＤＳＭ-Ⅳでは発達障害の中の一タイプで、従来、発達の特異的障害の一タイプとして分類されていた。さらに四つのタイプ（読字障害、算数障害、書字表出障害、特定不能）に分類されていたが、実際は各障害が併存することも多く、またより多彩な症状として、ＡＤＨＤなど他の発達障害が併存していることが多かった。

Learning Disabilities、Learning Disorder ともに「ＬＤ」という略号で称されることも多い。学童期以降に診断される障害であり、disability の状態は持続するため、教育領域のみの問題としてとらえるのではなく、幼児期からの言語発達・認知発達の延長線上にある障害として理解する必要がある。

ＤＳＭ-5では、診断名が Specific Learning Disorder に変更された。その訳語は「限局性学習症」という用語になるが、最初は specific の訳語は「特異的」が提案されていた。しかし精神医学の中で、Specific Phobia「限局性恐怖症」という診断名があり、同じ単語に2種の訳語が存在するのは好ましくないという考え方から、もともと訳語として存在した「限局性」と合わせることとなった。医学的な疾患単位の整合性としては整えられたが、公表された訳語「限局性学習症」には、特に教育関係者からわかりにくいという意見が少なくない。訳語だけでなく、英語の用語も今後変更の可能性があり、より適切な用語が提案されることになるかもしれないが、単なる学習に困難をきたしている状態像ではなく「神経」発達障害の一タイプ、すなわち限局的ではあるが生得的な、言語・認知発達の障害であるとして、その本質的な病理を理解する必要があるだろう。学習障害もADHDと同じ理由で「LD」と表記した方がわかりやすいが、最近の精神医学の用語がSpecific Learning Disorderとなり、これの略語で表記するとSLDになる（実際に使用されてはいない）。従って本書ではLDという略語を使用せず、学習障害と表記することにした。

7 「療育」という考え方とその歴史

70ページでも療育について述べたが、単に、リハビリのスタッフにみてもらったり、通所施設などに通うことだけが、療育と考えている人も多いように筆者には感じられる。一方で、そのようなハード面の支援を受けていなくても、家族がその子の状況をしっかり把握して、その子にあった育て方をすることは立派な「療育」である。そこでここでは、療育という考え方とその歴史についてふれてみたい。

「療育」という用語は、英語の翻訳ではなく、1942年に東京大学の整形外科医だった高木憲次が初めて使用した造語である。従って英語には療育に相当する語はない。療育は治療、教育、保育などを総合的に表す言葉で、単一の英語では表しにくいとして、日本重症心身障害学会の用語委員会では、英語でどう表記するかの結論が出なかった。そこでの意見としては、「ryouiku」という言葉をそのまま世界に広めたい、habilitationという言葉が概念としては近い、などがあったという。

高木は、「療育とは現代の科学を総動員して不自由な肢体をできるだけ克服し、それによって幸いにも恢復したる恢復能力と残存せる能力と代償能力の三者の総和（これを復活能力と呼称したい）であるところの復活能力をできるだけ有効に活用させ、以って自活の途の立つように育成することである」と述べているが、単に治療教育に留まらず「科学を総動員」し「能力」を高める取り組みとしている点は現在の療育の概念の基礎になるものである。高木は、日本で最初の肢体不自由児施設である「整肢療護園」を開設したが、その対象は整形外科的治療によって障害を改善しうる人びとであり、重度の脳性マヒや知的障害は対象になっていなかった。

一方、医療の進歩によって、重症心身障害児（歩くことができないかつ言葉も話せないなど運動機能と知的にも重度の障害のある子ども）にも療育の実践が求められるようになってきた。小児科医で乳児期に長男を髄膜炎で亡くした小林提樹は、児童福祉法の谷間に置かれていた重症心身障害児の問題に取り組んだ。１９４６年に日本赤十字社本部産院小児科において、小児科の「特別病棟」と乳児院を担当し、重症心身障害児だけでなく孤児の生命も守ってきた。１９６０年には日本初の重症心身障害児の療育施設である「島田療育園」（現・島田療育センター）の初代園長に就任し、障害児の医療に取り組んだ。しかし、小林は医療には積極的に取り組むものの、療育の教育的側面への位置づけは希薄であった。

１９６５年に設立された北九州市立肢体不自由児施設「足立学園」（現・北九州市立総合療育センター）初代園長で整形外科医の高松鶴吉は、高木の療育を尊重しながら、精神遅滞の分野で培われてきた治療教育の概念も包括して、「療育とは現在のあらゆる科学と文明を駆使して障害児の自由度を拡大しようとするもので、その努力は優れた『子育て』でなければならない」とし「療育とは障害児の可能性の追求であるとともに、可能性の限界を知ろうとすることでもある。しかし、それでもなお、手を尽くすことによって障害児とその周辺（家族など）に力強い安心をもたらすのが療育なのだ」と説明した。

　療育の概念は福祉の領域にも浸透していった。日本の社会福祉の実践家である糸賀一雄は、知的障害のある子どもたちの福祉と教育に取り組み「社会福祉の父」とも呼ばれた。１９４６年に知的障害児の教育をおこなう「近江学園」を創設して園長に就任した。その後、相次いで同様の施設を設立し、これらの施設は障害者を隔離収容するのではなく、社会との橋渡し機能を持つという意味で「コロニー」と呼んでいた。さらに１９６３年に「びわこ学園」を設立し、重症心身障害児にもこの理念を実践した。

　発達障害児に対しては、アメリカのノースカロライナ州立大学が作成し、州全体で取り組まれたＴＥＡＣＣＨ《ティーチ》（Treatment and Education of Autistic and related Communication handicapped Children）プログラムが日本にも紹介され、知的障害を合併した広汎性発達障害児を対象に実践されている。

　もともと「療育」という概念が存在する日本において、発達障害児にも療育を施そうという対応に筆者も大きな異論はない。しかしながら、療育という言葉は、肢体不自由児と重度の知的障害児を念頭に置いているもので、発達障害を対象にするとそもそもの意味は少しニュアンスが違ってしまうのではないだろうか。例えば、①第3章で述べたように、就学前の発達障害児の診断が正確にできるのか、②もともと運動面での自由度が高い子どもたちが、高松の述べている自由度の拡大の理念と異なり、適応をあげるためにともすれば自由度を制限するような受動的な支援を受けることにならないのか、③当事者とその周辺に力強い安心をもたらすのか、などの疑問を呈しておきたい。

あとがき

発達障害をその人の「個性」とみなす——一般の人も、教育や福祉に携わる人の多くも、そう考えているることだろう。「障害」という否定的な意味合いの強い言葉を避け、「個性」と置き換えて表現しているのかもしれない。しかし筆者にとっては、ここに最大の誤解があるとの思いを禁じえない。「発達障害者支援法」が施行され10年以上経過しているが、なぜこの法律ができたのだろうか？　その条文には、国民の責務について「（発達障害者の）福祉について理解を深め……（社会参加に）協力するように努めなければならない」、との文言がある。発達障害を個性として「特別な配慮をせず平等に接する」というのは、この条文とも矛盾する「誤解」なのである。

発達障害の人の特性を「個性」として、「肯定的にとらえて」認めていこうという意図を否定しているのではない。しかし現実には、それとは逆に、個性が強く肯定的にはとらえがたい人を、「発達障害」という言葉で呼んだりする傾向があるように思う。発達障害の人は「個性としてとらえる範囲を超えた」独自性のある人びとである。筆者は日頃から、個性の範囲を超えていることを、特性、独自性という言葉を用いながら説明してきたが、現状ではなかなか理解につながっていない。

本書のタイトルは、「発達障害とはなにか」である。「なにか」というからには、「どのようなもの」という答えが必要である。しかし本書では、答えの前にサブタイトルの「誤解をとく」から書き始めている。「個性としてとらえる範囲を超えた人びと」とはどのような人たちかをまず知ってもらうためである。事例をお読みいただいた読者には、個性の範囲を超えた独自性のある人びとの様子がおわかりいただけたろう。事例では淡々と述べているが、発達障害の人びととの診察はどんな場合も予想外の連続である。みな、家庭、学校、そして社会での些細な出来事に対応できず混乱をきたしている。家庭や、学校、社会が「個性だととらえて肯定的に見守る」ことによって混乱を深めてしまうのである。

そのような思いで、本書を書き進めている時に、50年以上にわたり児童精神医学を実践されてきた村田豊久先生から、『新訂 自閉症』(日本評論社)という新刊をいただいた。その本は、１９８０年に出版された『自閉症』の新訂版だが、旧版の文章はそのまま色あせることなく用いられている。初版の書き出しの、「(自閉症ということばは流布しているが)多くの場合その内容は正しく自閉症を理解しているとはとうていいえるようなものではありません。なかには、おしゃべりで、おせっかいやきで、なれなれしい人が自閉症と呼ばれるということなので、自閉症とはその逆であるというとらえ方がなされる場合さえあるようです」という一文を読むと、30年以上前に先生が指摘された状況が、現在もまったく変わらず、むしろ誤解が強くかつ複雑になっているのではないかと思わざるをえない。最近でも「自開症」と呼ぶ方が適切だと思えるような人が、「空気が読めない」という解説に依拠して自閉症と広言する、「自称自閉症」ともいえそうな人もいるようだ。

発達障害の人への対応の目標は、一人ひとりの独自性を理解し、その人に応じた支援をおこなうことによって、「個性の範囲」にとどめること、すなわち大多数の人と関わりやすくしていくことである。ここには二つの課題がある、一つは、支援をする人の専門性や力量。もう一つは、支援を受けた発達障害の人を「多数／少数の違い」として周囲が受け入れていく許容度である。いずれにしても、問われているのは発達障害当事者ではなく、社会の方なのである。本書をお読みいただくのは、支援に直接関わる人よりは、社会の一員として受け入れていく立場の人が多いと思う。発達障害者への誤解が減って、理解が進むことを切望する。

本書の執筆依頼をいただいた朝日新聞出版朝日選書編集部の山田豊さんからは、常に「読者目線で」というアドバイスを受けた。つねづね診察での言葉遣いは患者目線を心がけているものの、文章までは気にかけていなかった。山田さんの助言がなければ、この本は完成しなかっただろう。そして妻の成子は、原稿の校正だけでなく、イラスト作成も手伝ってくれた。文章ではとらえにくい部分が、イラストにすることで読みやすくなった。そして当事者である磯崎祐介氏からは、当事者でなければわからない貴重な意見をいただいた。また診察室で関わった当事者の人たちからは、多くを学ばせてもらった。お名前をあげることはできないが、この場を借りて感謝の意を表したい。

2016年7月

梅雨空を眺め、熊本地震被災地の二次災害が起きないことを祈りつつ　古荘純一

索　引

サ　行

タ　行

ナ　行

ハ　行

マヤラ行

参考・引用文献

本文で引用した歴史学・統計学的な資料、および診断名に関連するものはオリジナルとなる文献を記載。それ以外のものは、日本語（翻訳書を含む）で書かれた入手しやすい書籍や雑誌（論文含む）とし、本文の内容に関連したものに限定して記載する。

全体の記載に関係するもの

- 「発達障害者支援法；平成十六年（2004）十二月十日法律第百六十七号」http://law.e-gov.go.jp/htmldata/H16/H16HO167.html
- アメリカ精神医学会（DSM-5）
  American Psychiatric Association : Neurodevelopmental disorders. Diagnostic and Statistical Manual of Mental Disorders, 5th Edition: DSM-5. Arlington: American Psychiatric Publishing, 2013; pp. 31–84
- 「神経発達症群／神経発達障害群」、『DSM–5　精神疾患の診断・統計マニュアル』高橋三郎、大野裕（監訳）、医学書院（2014）. pp. 31–85

第２章　世間の誤解をとく

- Lotter, V. "Epidemiology of autistic conditions in young children", 1. Prevalence, *Social Psychiatry*, 1966; 1(3): pp. 124–135
- Wing, L. "Childhood Autism and Social Class: a Question of Selection?", *British Journal of Psychiatry*, 1980; 137: pp. 410–417
- Sugiyama T. and Abe T. "The prevalence of autism in Nagoya, Japan: a total population study", *Journal of Autism Developmental Disorder*. 1989; 19(1): pp. 87–96
- Honda H., Shimizu Y., Imai M. et al. "Cumulative incidence of childhood autism, a Total population study of better accuracy and precision", *Developmental Medicine and Child Neurology*, 2005; 47(1): pp. 10–18.
- 河村雄一、高橋脩、石井卓「広汎性発達障害の累積発生率——豊田市での支援システム確立後の再評価」、『精神神経学雑誌』2009; 111(5): pp. 479–485

- Piven, J., Palmer, P., Jacobi, D., Childress, D. and Arndt, S. "Broader autism phenotype: evidence from a family history study of multiple-incidence autism families", *American Journal of Psychiatry*, 1997; 154 (2): pp. 185−190
- Centers for Disease Control and Prevention (CDC). Identified Prevalence of Autism and Developmental Disabilities Monitoring (ADDM) Network 2000-2010　http://www.cdc.gov/ncbddd/autism/addm.html
- Centers for Disease Control and Prevention (CDC), ADHD Network 2000-2010　http://www.cdc.gov/ncbddd/adhd/
- 古荘純一、磯崎祐介「発達障害とQOL」、『子どものQOL尺度　その理解と活用：心身の健康を評価する日本語版KINDL[R]』古荘純一他編著、診断と治療社（2014)、pp. 88−93
- 古荘純一『日本の子どもの自尊感情はなぜ低いのか——児童精神科医の現場報告』、光文社新書（2009)
- 坂爪一幸、湯汲英史編著『知的障害・発達障害のある人への合理的配慮——自立のためのコミュニケーション支援』、かもがわ出版(2015)
- 日本小児科学会こどもの生活環境改善委員会「乳幼児のテレビ・ビデオ長時間視聴は危険です」、『日本小児科学会雑誌』、2004; 108(4): pp. 709−712
- American Academy of Pediatrics Committee on Public Education, "Media education", *Pediatrics.*, 1999; 104(2): pp. 341−343
- 藤川洋子、井出浩『触法発達障害者への複合的支援——司法・福祉・心理・医学による連携』、福村出版（2011)
- 古荘純一編著、磯崎祐介著『神経発達症（発達障害）と思春期・青年期——「受容と共感」から「傾聴と共有」へ』、明石書店（2014)
- 大井田隆（研究代表)「未成年の喫煙・飲酒状況に関する実態調査研究」平成24年度厚生労働科学研究費補助金　循環器疾患等生活習慣病対策総合研究事業
  http://www.med.nihon-u.ac.jp/department/public_health/2012_ck_KI.pdf

第３章　支援者の誤解をとく
• 原仁「発達障害と過剰診断」、『発達障害白書2016』、明石書店（2015）、pp. 40–41
• 文部科学省「平成26年度『児童生徒の問題行動等生徒指導上の諸問題に関する調査』結果について」2015年９月16日公表
http://www.mext.go.jp/b_menu/houdou/27/09/1362012.htm
• 齊藤万比古編著『発達障害が引き起こす二次障害へのケアとサポート』、学研プラス（2009）
•「ひきこもりの評価・支援に関するガイドライン」齊藤万比古（研究代表者）厚生労働科学研究費補助金こころの健康科学研究事業「思春期のひきこもりをもたらす精神科疾患の実態把握と精神医学的治療・援助システムの構築に関する研究（H19－こころ－一般－010）」
http://www.ncgmkohnodai.go.jp/pdf/jidouseishin/22ncgm_hikikomori.pdf
• 田中哲『発達障害とその子「らしさ」――児童精神科医が出会った子どもたち』、いのちのことば社（2013）
• 古荘純一「発達障害と自尊感情」、『養護教諭のための 発達障害児の学校生活を支える教育・保健マニュアル』鎌塚優子他編、診断と治療社（2015）、pp. 15–18
• 古荘純一「自閉スペクトラム症――知的障害のない人を中心に」（特集　小児慢性疾患の成人期移行の現状と問題点）、『小児科臨床』2016; 69(4): pp. 767–772
• 松嵜くみ子「大学学生相談室における支援」、『発達障害医学の進歩〈25〉思春期から青年期における支援――日常から非常時まで』古荘純一編、診断と治療社（2013）pp. 29–35
• 杉山登志郎『ギフテッド　天才の育て方』、学研プラス（2009）
• 奥村泰之、藤田純一、松本俊彦「日本における子どもへの向精神薬処方の経年変化――2002年から2010年の社会医療診療行為別調査の活用」、『精神神経学雑誌』2014; 116(11): pp. 921–935
• 中川栄二「自閉症治療薬の現状と課題」、『発達障害白書2014』（2013）、明石書店、pp. 48–49
• 古荘純一「Ⅴ. 神経・筋疾患の処方　6. 自閉症」、『小児科臨床』2015; 68(5): pp. 749–754

第４章　発達障害とはなにか
- 杉山登志郎『発達障害のいま』、講談社現代新書（2011）
- Rutter, M., "Child and Adolescent Psychopathology: Past and Future". 『児童青年精神医学とその近接領域』2012; 53(3): pp. 200–219
- Ramachandran, V. S. and Oberman, L. M. "Broken Mirrors: A Theory of Autism", *Scientific American*, 2006; 295(5): pp. 62–69
- グランディン，テンプル、パネク，リチャード『自閉症の脳を読み解く——どのように考え、感じているのか』中尾ゆかり訳、NHK 出版（2014）
- 村田豊久『新訂　自閉症』、日本評論社（2016）
- 鷲見聡『発達障害の謎を解く』、日本評論社（2015）
- 古荘純一編著『アスペルガー障害とライフステージ——発達障害臨床からみた理解と支援』、診断と治療社（2007）
- 岩田泰秀「自閉症の脳科学研究　高機能自閉症の成人におけるミクログリア活性化」、『発達障害白書2014』、明石書店（2013）、pp. 52–53
- 山末英則「自閉スペクトラム症治療へのオキシトシン研究の中間報告」、『発達障害白書2016』明石書店（2015）、pp. 50–51
- デュポール，ジョージ・J.、パワー，トーマス・J.、アナストポウロス，アーサー・D.『診断・対応のための ADHD 評価スケール ADHD-RS【DSM 準拠】』市川宏伸他監訳、明石書店（2008）
- ブラウン，トーマス・E.『ADHD　集中できない脳をもつ人たちの本当の困難——理解・支援そして希望へ』山下裕史朗、穴井千鶴監訳、診断と治療社（2010）
- 岩坂英巳編著『ADHD の子どもたち』（子どものこころの発達を知るシリーズ）、合同出版（2014）
- ウィッタム，シンシア『読んで学べる ADHD のペアレントトレーニング——むずかしい子にやさしい子育て』上林靖子他訳、明石書店（2002）
- 関あゆみ「学習障害」（1　母子保健から見た発達障害）、『母子保健情報』2011; 63: pp. 11–15
- 稲垣真澄編集代表『特異的発達障害診断・治療のための実践ガイドライン——わかりやすい診断手順と支援の実際』、診断と治療社（2010）

・奥村智人、若宮英司編著『学習につまずく子どもの見る力――視力がよいのに見る力が弱い原因とその支援』玉井浩監修、明治図書（2010）

第５章　発達障害周辺の障害や疾患

・日本知的障害者福祉協会調査・研究委員会編『知的障害者のためのアセスメントと個別支援計画の手引き　2013年版――一人ひとりの支援ニーズと支援サービス』、日本知的障害者福祉協会（2013）
・辻井正次、村上隆監修「日本版 Vineland-II 適応行動尺度」日本文化科学社（2014）
・Henderson, S.「発達性協調運動障害の理解と支援――2013年までにわかったこと」稲田尚子訳、『小児の精神と神経』2014; 54(2): pp. 119–133
・菊池良和『エビデンスに基づいた吃音支援入門』、学苑社（2012）
・金生由紀子、高木道人編『トゥレット症候群（チック）――脳と心と発達を解くひとつの鍵』（こころのライブラリー）、星和書店（2002）
・古荘純一編『医療・心理・教育・保育にかかわる人たちのための 子どもの精神保健テキスト』、診断と治療社（2015）
・村田豊久『子どものこころの不思議――児童精神科の診療室から』、慶應義塾大学出版会（2009）

第６章　発達障害の理解とその変遷

・小枝達也編著『ADHD, LD, HFPDD, 軽度 MR 児保健指導マニュアル――ちょっと気になる子どもたちへの贈りもの』、診断と治療社（2002）
・Kanner, L. “Autistic disturbances of affective contact”, *Nervous Child*, 1943; 2: pp. 217–250
・Asperger, H. „ Die ‚Autistischen Psychopathen‘ im Kindesalter“, *Archiv für Psychiatrie und Nervenkrankheiten*, 1944; 117: pp. 76–136
・ベッテルハイム，ブルーノ『自閉症　うつろな砦』黒丸正四郎他訳、みすず書房（1973）

- リムランド，バーナード『小児自閉症』熊代永他訳、海鳴社（1980）
- パブリデス，メロピー『自閉症のある人のアニマルセラピー——生活を豊かにする動物たちのちから』古荘純一、横山章光監訳、明石書店（2011）
- Rutter, M. "Brain damage syndromes in childhood: Concepts and findings", *Journal of Child Psychology and Psychiatry*, 1977; 18(4): pp. 1–21
- Folstein, S. and Rutter, M. "Infantile autism: a genetic study of 21 twin pairs", *Journal of Child Psychology and Psychiatry*, 1977; 18(4): pp. 297–321
- Wing, L. "Asperger's syndrome: a clinical account", *Psychological Medicine*, 1981; 11(1): pp. 115–129
- Palmer, E.D. and Finger, S. "An early description of ADHD (inattentive subtype): Dr Alexander Crichton and 'Mental Restlessness'" (1798), *Child Psychology & Psychiatry Review*, 2001; 6(2): pp. 66–73
- Hoffmann, H.. *Der Struwwelpeter oder lustige Geschichten und drollige Bilder*, 1844, Frankfurt am Main
- Thome, J. and Jacobs, K. A. "Attention deficit hyperactivity disorder (ADHD) in a 19th century children's book", *European Psychiatry*, 2004; 19(5): pp. 303–306
- Still, G.F. "Some abnormal psychical conditions in children: Excerpts from three lectures", *Journal of Attention Disorders*, 2006; 10(2): pp. 126–136
- Ebaugh, F. G. "Neuropsychiatric sequelae of acute epidemic encephalitis in children", *American Journal of Diseases of Children*, 1923; 25: pp. 89–97.
- Strauss, A.A. "Therapeutic pedagogy: a neuropsychiatric approach in special education", *American Journal of Psychiatry*, 1947; 104: pp. 60–63.
- Strauss, A. A. "The education of the brain-injured child", *American Journal of Mental Deficiency*, 1952; 56: pp. 712–718.

- Laufer, M.W., Denhoff, E. and Solomons, G. "Hyperkinetic impulse disorder in children's behavior problems", *Psychosomatic Medicine*, 1957; 19(1): pp. 38–49
- Knobloch, H. and Pasamanick, B. "Syndrome of minimal cerebral damage in infancy", *Journal of the American Medical Association*, 1959; 170(12): pp. 1384–1387
- Morgan, W. P. "A case of congenital word blindness", *British Medical Journal*, 1896; 2(1871): pp. 1378–1379
- Kussnaul, A. 1877〔鈴木昌樹「読字困難に関する問題」、『小児医学』(1976) 9: pp. 238–271〕
- Hinshelwood J."Word-blindness and visual memory", *Lancet* 1895; 146: pp. 1564–1570

補章　発達障害の用語について

- 日本精神神経学会精神科病名検討連絡会「DSM-5　病名・用語翻訳ガイドライン（初版）」、『精神神経学雑誌』2014; 116(6): pp. 429–457
- 豊嶋良一「米国 DSM をどう読むか：DSM-5 英語病名の邦訳問題を含めて」、『最新精神医学』2014; 19(5): pp. 375–385
- 小出進「『精神薄弱』に替わる用語の問題」、『ノーマライゼーション障害者の福祉』1995; 15(173): pp. 34–37
- ラター, M.、ショプラー, E. 編著『自閉症――その概念と治療に関する再検討』（精神医学選書　第8巻）丸井文男監訳、黎明書房（2006）
- 「軽度発達障害をめぐる諸問題」（厚生労働省 HP、2016年5月20日閲覧　http://www.mhlw.go.jp/bunya/kodomo/boshi-hoken07/h7_01.html
- 岡田喜篤、鈴木康之、末光茂編『重症心身障害療育マニュアル 第2版』江草安彦監修、医歯薬出版（2005）
- 佐々木正美『自閉症児のための TEACCH ハンドブック』、学研プラス（2008）

古荘純一（ふるしょう・じゅんいち）
青山学院大学教育人間科学部教授、小児科医、小児精神科医。1984年、昭和大学医学部卒。同大学大学院で博士号取得。昭和大学医学部小児科講師、青山学院大学助教授を経て現職。臨床現場で一貫して、神経発達に問題のある子ども、不適応をかかえた子どもの診察をおこなっている。主な著書（一般向け）に『不安に潰される子どもたち——何が追いつめるのか』（祥伝社新書）、『日本の子どもの自尊感情はなぜ低いのか——児童精神科医の現場報告』（光文社新書）、『教育虐待・教育ネグレクト』（共著、光文社新書）など。その他専門書や学術論文などの執筆も多い。

朝日選書 948

発達障害とはなにか
誤解をとく

2016年 8 月25日　第 1 刷発行

著者　古荘純一

発行者　友澤和子

発行所　朝日新聞出版
〒104-8011 東京都中央区築地5-3-2
電話 03-5541-8832（編集）
03-5540-7793（販売）

印刷所　大日本印刷株式会社

Published in Japan by Asahi Shimbun Publications Inc.
ISBN978-4-02-263048-3

光る生物の話
下村 脩
発光生物の華麗な世界を、ノーベル化学賞受賞者が解説

病から詩がうまれる
看取り医がみた幸せと悲哀
大井 玄
終末期の苦しみに寄り添い、詩歌が癒やす心をみつめる

平安人の心で「源氏物語」を読む
山本淳子
平安ウワサ社会を知れば、物語がとびきり面白くなる！

東大で文学を学ぶ
ドストエフスキーから谷崎潤一郎へ
辻原 登
東大生に人気の授業が本に。学生の課題リポートも収録

asahi sensho

官房長官 側近の政治学
星 浩
仕事範囲、歴代のタイプ・手法を分析し、政治構造を解剖

溺れるものと救われるもの
プリーモ・レーヴィ著／竹山博英訳
生還後の40年間、考え抜いて綴った自らの体験

マラソンと日本人
武田 薫
金栗四三、円谷幸吉、瀬古利彦……何を背負って走ったか

マヤ・アンデス・琉球
環境考古学で読み解く「敗者の文明」
青山和夫／米延仁志／坂井正人／高宮広土
環境変動をいかに乗り越え、自然と共生したか

ルポ　生殖ビジネス
世界で「出産」はどう商品化されているか
日比野由利
代理母先進地でインタビューして描いた現代出産事情

中国グローバル化の深層
「未完の大国」が世界を変える
デイビッド・シャンボー著／加藤祐子訳
外交、経済、軍事、文化、安全保障……と多角的に検証

古代文明アンデスと西アジア　神殿と権力の生成
関　雄二編
権力はどう誕生したか。経済中心の史観を問い直す

戦火のサラエボ100年史
「民族浄化」もう一つの真実
梅原季哉
聞きとりで迫るユーゴ紛争の裏側。歴史の相克を描く

asahi sensho

鉄道への夢が日本人を作った
資本主義・民主主義・ナショナリズム
張彧暋著／山岡由美訳
なぜ「鉄道は役に立つ」と無条件に信じられたのか

幼さという戦略
「かわいい」と成熟の物語作法
阿部公彦
権力に抗する「力の足りなさ」「弱さ」に注目する気鋭の文芸評論

超高齢社会の法律、何が問題なのか
樋口範雄
高齢者法の第一人者が、東大での講義を元に問題点を考える

海洋大異変
日本の魚食文化に迫る危機
山本智之
サケ、マグロ、アサリ、ウニなどに迫る新たな危機とは

（以下続刊）